薬学教室へようこそ

いのちを守るクスリを知る旅

二井將光　編著

ブルーバックス

装幀／芦澤泰偉・児崎雅淑
カバーイラスト／龍神悦子
本文デザイン・図版／長谷川義行（ツクリモ・デザイン）
編集協力／飯田全子

はじめに

クスリ（薬）は私たちの生活の中にとけこんでいます。命を助けられた人もたくさんいます。動脈硬化のためにコレステロールや血圧のクスリを服用している人も多いでしょう。風邪薬や胃腸薬を服用したり、抗生物質の世話になることもあるでしょう。クスリを通して、知らず識らず私たちは薬学という幅広い学問の恩恵を受けているのです。

クスリの始まりは、植物や動物に由来する物質（天然物）でした。歴史をひもとくと、いろいろな場面にクスリが登場します。古代のエジプト、ギリシャや中国には薬草の記録があります。日本では奈良時代に光明《こうみょう》皇后が施薬院を作りました。東大寺の正倉院には天平時代の「種々薬帳《しゅじゅやくちょう》」という記録とともに、生薬《しょうやく》と呼ばれている大黄《だいおう》や、甘草《かんぞう》といった天然物が保存されています（正倉院の宝物）。西洋の医学が渡来するよりも遥《はる》か昔から、日本にはクスリがあったのです。

大航海時代に胡椒《こしょう》や桂皮《けいひ》、キナなどの植物がヨーロッパに伝わったことはよく知られています。一九世紀初頭になって、キナからキニーネというマラリアのクスリが取り出されました。

そして江戸時代の末期、一八二三年にオランダ商館医師のシーボルトが、強心剤として知られていたジギタリスを、アルコールやエーテルとともに日本に持ってきました。これは西洋医学の渡来という大きな出来事でした。

人類は数々の病気や疾患を経験してきましたが、その多くは微生物や細菌、ウイルスの感染によるものです。ルネサンスの花が開いたフィレンツェでは、一四世紀に黒死病の大流行で人口の三分の一が死亡しました。ロンドンでも同じ時期に人口が半減する流行がありました。じつはこうした感染症との闘いの中で目覚ましい進歩があったのは、二〇世紀になってからなのです。私たちは敵の正体（微生物やウイルス）を見破り、化学療法剤と言われている有機化合物や、微生物が作る抗生物質を手にしましたが、感染症の脅威は去っていません。いまだにインフルエンザに対する備えが必要ですし、二〇一四年に数千人におよぶ死者を出したエボラ出血熱との闘いは今も続いています。

現代では糖尿病や成人病にも立ち向かわなくてはいけません。たくさんの有機化合物の中から、改良を加えたクスリができています。しかし、高齢化が加速する社会への備えができているとは言えません。現在もクスリや病気の研究が根気よく進められています。

クスリが生まれるまでには、植物や天然物成分の分離、たくさんの化合物の探索と合成、細胞から細菌やウイルスにおよぶ生物学の研究があります。研究を通じてクスリの候補となる化合物を発見すると、改良し安全性を確認します。最終的には臨床試験（治験）が行われ、有効性が証明された後に、認可されてクスリになります。さらにヒトに投与する方法や、クスリの形（剤形）が検討され、工場において製造されたものが、新薬として治療に用いられます。

私たちは病気にかかったとき、医師の診察を受け処方せんをもらいます。薬剤師によって適切なクスリが調剤された後、飲み方（服用方法）の説明を受け、クスリをもらいます。病院では注射や点滴としてクスリが投与されることもあります。このとき私たちは、研究室から薬局までの長い道を歩んできたクスリと出会います。クスリは人々の手に渡った後も、臨床試験を含めた使用成績の調査が行われています。

このように見てくると、薬学は化学、物理学、生物学の応用科学と言えるでしょう。生物を知り、物理、化学を駆使し、創薬の研究を経てクスリを医療現場に届けます。基礎から応用そして実用に至る学問なのです。

本書では自然の恵みから始まったクスリの意義を理解し、私たちが出会うクスリのしくみ、高齢社会とクスリの問題（未来）などについて考えます。創薬の研究の過程や、医療に関わる薬剤師が何をしているか、基礎的な生物学や化学がいかに創薬に貢献しているか、なども理解できるでしょう。これから「クスリを知る旅」に出発し、いろいろな面からクスリの世界を見ていきましょう。

話題が多岐にわたりますので、目次からテーマを選んで読んでいただくのもよいでしょう。日々クスリを服用し、興味や疑問を持っている方は、第7章、第8章、第9章から。生物学や化学などに興味があり、あるいは薬学部を目指す高校生は、第9章、第10章から。クスリの歴史を知りたい方は、第2章、第3章、第5章から読み始めてはどうでしょうか。それぞれを読んだ後に第1章から読みたくなると思います。薬学の勉強を深めたい大学生や、研究者を目指している人は、最初から読んでみませんか。多くの方々に読んでいただきたいと思います。

薬学教室へようこそ●目次

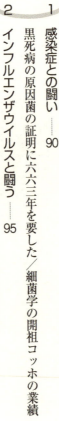

第9章 薬剤師とはどんな人 175

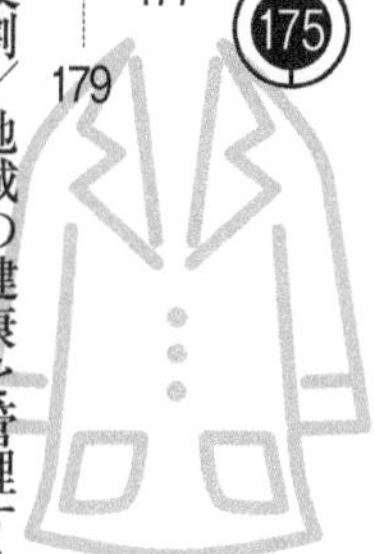

Pharmaceutical Sciences

第1章

クスリとは、医薬品とは

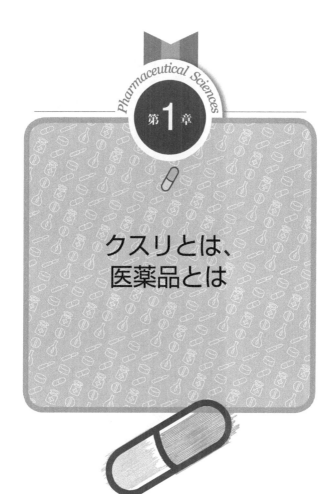

さあ「クスリを知る旅」を始めましょう。第1章は空港でチェックインを終え、搭乗を待っているところです。旅立つ前に、これからの旅に必要な基本的な知識を整理しておきましょう。

日本語には、「はなグスリをかがせる」とか、「この失敗はあなたにとってクスリになる」のような使い方がありますし、陶磁器の仕上げに用いる「うわぐすり」という言葉もあります。これらは日本人の心や意識から生まれた言葉です。

これから考えていくクスリ（医薬品）は病気を治療したり、予防したり、診断したりするために使われます。まずクスリの性質、種類、役割などを整理しましょう。基本的な話になりますが、知っておいたほうがよい知識です。

1　クスリの基本的な性質

医薬品としてのクスリ

クスリにはいろいろな種類や性質があります（表1―1）が、まずクスリの四つの基本的な性質について述べます。クスリは生物に対して有効な作用を持っています。これを薬効（効能）と

種類	特徴、用途など
医療用医薬品	医療に使用、処方せんが必要
一般用医薬品	OTC薬(20ページ参照)、市販薬
診断薬	血糖、尿などの検査に使用
放射性医薬品	診断や疼痛《とうつう》緩和などに使用
試薬	試験・研究に使用
毒薬、劇薬	厳重な管理が必須
麻薬	覚せい剤取締法により規制
医薬部外品	栄養剤、育毛剤など
農薬	除草・殺虫など農作物に使用
毒物、劇物	毒物及び劇物取締法により規制

表1－1　クスリ・薬品の種類

言います。クスリには、細菌の増殖を止める、発熱したら熱を下げる、などさまざまな作用があります。生理作用、あるいはクスリの生理性と言ってもよいでしょう。

クスリは物理学あるいは化学によって定義される物質で、多くのクスリは純粋な化合物ですが、混合した場合でも成分がきちんと定義されている必要があります。これがクスリの物質性です。

新しいクスリが開発されると、大がかりな治療の必要がなくなり、手術をしなくてよくなることもあり、医療費の削減につながります。これはクスリの持つ経済性です。

当然ですが、生命を脅かすような使い方は困ります。法律に反してもいけません。クスリには倫理性が強く求められます。

医療現場では、クスリは医薬品と呼ばれます。医薬品と薬品を同じ意味で使用している場合も見受けられますが、薬品は広く化合物一般を指し、医療を目的とする薬品を医薬品と言います。試験・研究に使用しているのは試薬、除草や殺虫などを目的に農作物に使用する薬品は農薬です。医薬品は、クスリの法律である薬事法で定義されており、それぞれのクスリは日本薬局方に収載されています。また、薬事法では、人と動物を区別していないので、動物の病気を治療するクスリも医薬品となっています。薬事法については第4章で述べます。

医薬品には医療用医薬品と一般用医薬品があります。医療用医薬品は、医師または歯科医師が使用するものに加え、患者が医療機関から処方せんを発行してもらい、保険薬局で受け取るものです。酸素や亜酸化窒素のような医療用の気体も医薬品に含まれます。

予防に使われるクスリ

結核の集団感染が起きたときなどに、患者の周囲の人に予防薬が投与された、といった新聞記事を見かけます。しかし、結核の予防薬が特別にあるわけではなく、治療に使用されるクスリが発病予防に用いられます。予防に用いられる別の例として、インフルエンザなどの治療薬やワクチンがあります。いずれも、診断が確定してからでは遅いので、発病前に投与されます。

予防のみを目的として使用されるワクチンには、生きた病原体（細菌、ウイルス）をそのまま用いる生ワクチンと、無毒化した不活化ワクチンがあります。細菌の毒素（トキシン）を無毒化したワクチンもあり、トキソイドとも呼ばれています。

天然痘を予防する目的で行われた種痘《しゅとう》は、牛痘ウイルスの生ワクチンでしたが、我が国では一九七六年に廃止されました。一九八〇年に世界保健機関（ＷＨＯ）総会に出された「世界天然痘根絶宣言」は、人類の天然痘に対する勝利宣言として有名です。しかしながら、世界ではインフルエンザやエボラ出血熱をはじめとする感染症が今も流行しています。国際交流が盛んな現代では、感染症には十分な予防対策が必要です。

結核の診断に使われるツベルクリンは、もともと結核治療を目的に開発されましたが、期待に反して効果がありませんでした。今ではアレルギー反応を利用して結核菌に感染しているかどうかを知る診断薬として重宝されています。

また、血糖、尿タンパク、妊娠したかどうかなどの検査に用いられるのは診断薬です。胃の検診で使うバリウムのような造影剤も診断薬に分類されます。

このように、疾患の予防につながるクスリもあります。

2　一般用医薬品と放射性医薬品

一般用医薬品とは

医療用医薬品以外の医薬品は、一般用医薬品と言い、購入するのに処方せんはいりません。したがって、個人の責任において薬局で購入し、保健衛生や症状の改善と予防に用いられています。一般用医薬品は大衆薬、OTC薬とも呼ばれており、ほとんどのものは、複数の有効成分が配合されています。これに対し、医療用医薬品は大部分が単独の有効成分です。

OTCは、薬局のカウンター越しに薬剤師が私たちに手渡す様子を意味する英語、over the counter を略したもので、これも薬局で購入できます。「スイッチOTC薬」というクスリもあります。医療用医薬品であったものが、一般用医薬品に切り替えられた（スイッチした）クスリという意味なのですが、何とも変わった名前ですね。もう少しよいものを思いつかなかったのでしょうか。

スイッチOTC薬として有名なのは、H2ブロッカーという胃酸の分泌を抑えるクスリです。胃の細胞のH2受容体に作用し、胃酸の分泌をブロック（阻害）します。効き目が強いので、薬剤師の注意をよく聞いて服用するべきでしょう。H2ブロッカーは医療用医薬品としても使用されていますが、一般用医薬品として服用する量は低く設定されています。

また、医薬品以外に医薬部外品、化粧品、医療機器も薬事法で定義されています。医薬部外品は人体に対する作用が緩やかなものであって機械や器具ではないもの、たとえば、栄養剤、薬用石鹼、育毛薬、殺虫剤などです。医療用品、歯科材料、衛生用品などは医療機器です。ガーゼや脱脂綿も、医療機器に含まれています。

薬物と薬剤の違い

一般用医薬品については理解できたと思います。ところで、薬物、薬剤という言葉を聞いたことがあるでしょうか。この二つを専門家がクスリ（薬）と明確に区別しないで使っている場合がありますので、これも整理しておきましょう。

一般にヒトや動物に投与したとき生理作用を示す化学物質を「薬物」と言います。実際に、「薬物治療」はクスリを投与する治療の総称で、これに対して「薬物依存」はおもに、医療以外に薬物が使われたときに依存症状が見られることを言います。

また、医薬品は調合され、使用するのに適した形（剤形）で提供されます。剤形とは、クスリをヒトの体内に送り込む形のことで、錠剤や散剤、顆粒剤、水剤などがあります（第7章参照）。

これを意識して、クスリを「薬剤」と呼ぶことがありますが、医薬品や薬物という意味で使われると考えてよいでしょう。

細菌などが特定のクスリに抵抗性を示すようになることを「薬剤耐性」、その細菌を「薬剤耐性菌」と呼びます。ここで言う薬剤は、医療現場で使用している抗生物質などを示します。したがって、薬剤耐性は特定のクスリから医薬品としての効果を失わせるメカニズムを言います。

さらに、クスリは効果や目的から消化薬、点眼薬などと呼ばれることもあれば、消化剤、点眼剤などと言われることもあります。このように、私たちは、純粋な有効成分としてとらえる以外に、配合されたもの、病気や症状に対する効果、医療現場で使用される最適な剤形など、さまざまなイメージからクスリを名付けています。本書では化学物質である有効成分を意識して「クスリ」と表します。

放射性医薬品とは

医薬品には放射性同位元素（アイソトープ）を使用したものがあり、薬事法に基準が定められています。放射性医薬品はどちらかというと、診断薬としての使用頻度が高いものです。診断薬には、人体に投与し医薬品の放射線を測定するもの（核医学検査）と、血液や尿中の微量の物質を測定するのに用いられるものがあります。使用されているアイソトープは放射線の量が減少する時間（半減期）が短く、エネルギーの弱いものが使われており、人体への影響は胃のX線検査と同程度と言われています。また、体外診断用のものは、血液や尿中の微量物質を測定するので、被曝の心配はありません。

治療として用いられるものには、ヨウ化ナトリウム（^{131}I）カプセルのような甲状腺疾患の内服用治療薬、ストロンチウム89を用いたガンの疼痛《とうつう》緩和の注射剤などがあります。さらに前立腺ガンの治療にはヨウ素125（^{125}I）を金属カプセルに封入し、前立腺の組織内に埋め込む治療法（小線源治療）が開発され、他組織への影響が少ない方法として注目されています。用いられる金属カプセルは医薬品ではありませんが、これも薬事法が定める要件を満たす必要があります。小線源治療は、喉頭ガンや子宮ガンなど他の治療にも応用されています。

3　毒薬と劇薬

治療や予防、診断薬としてのクスリについて述べてきましたが、クスリの中には毒作用を持つものもあります。毒薬や劇薬には厳重な取り扱いが必要です。

毒薬・劇薬・普通薬の区別

『ロミオとジュリエット』『ハムレット』などシェークスピアの作品には毒薬が登場します。これはもっとも危険な使い方ですが、毒薬をクスリとして使うこともあります(第3章参照)。クスリを理解するうえでも重要ですので、毒薬と劇薬の違いについて見ておきましょう。

薬事法では、半数致死量(五〇パーセント致死量)から、クスリを毒薬、劇薬、普通薬の三種に分けています。半数致死量とは投与された動物の半数が死ぬ量です。この数字をマウスなどの実験動物を使って求め、体重一キログラム当たりに換算します。体重一キログラム当たり、経口投与で三〇ミリグラム以下、皮下注射で二〇ミリグラム以下のものが毒薬です。劇薬では、この数字がほぼ一〇倍になります。劇薬も使用量を誤ると生命にかかわるクスリであり、毒薬はそれよりも強力なのです。毒薬と劇薬は他のクスリと区別して保管しますが、特に毒薬は、鍵のかかる場所に保管しなければいけません(薬事法四八条)。

「半数量」という考え方は、クスリの好ましい作用に対しても使われます。クスリの半数有効量(五〇パーセント有効量)は好ましい効果の強さを示します。たとえば、クスリAの半数有効量が同じ効果を示すクスリBよりも低い場合に、AはBよりも効果が強いクスリとなります。

どんな化合物でも大量に投与すると死に至る可能性があります。したがって有効量と致死量の比が常に問題になります。この比が一〇〇のときには有効量は致死量の一〇〇分の一となり、クスリは安心して使えるのです。

毒性の強いものには、毒薬と劇薬のほかに毒物と劇物があり、いずれも「毒物及び劇物取締法」で規制されています。

毒物と劇物の取り締まり

広く使用されている化学物質のうち、医薬品や医薬部外品に属さない毒性の強いものが、毒物や劇物と呼ばれています。水銀、ヒ素、無機シアン化合物など、二グラム以下を誤って飲んだ場合に死に至るものが毒物で、苛性ソーダ（水酸化ナトリウム）や硫酸など二〜二〇グラムで死に至るものが劇物です。これらの容器には、「医薬用外」の文字に加え、毒物の場合は赤地に白色で「毒物」、劇物の場合は、白地に赤色で「劇物」と表示し、保管場所にも「医薬用外毒物」「医薬用外劇物」と表示することが、毒物及び劇物取締法で定められています。このように、毒物や劇物は毒薬や劇薬とは区別されます。

毒物と劇物は現在、毒物及び劇物取締法によって、保健衛生上から取り締まりが行われています。農薬入りドリンク剤による無差別殺人事件などがあったため、取り締まりは厳しくなっています。

毒物や劇物を販売できるのは、一般販売業、農業用品目販売業、特定品目販売業の三つであり、すべて登録されています。販売業者は、購入者の氏名・職業・住所、毒物・劇物の名称と数量、購入年月日などを書面で五年間保存しなければいけません。薬局であっても例外ではありません。

緩和医療として使用される麻薬

麻薬や向精神薬は貴重なクスリとして臨床の場で広く使われています。しかし、大麻や覚せい剤は、麻薬として社会的に大きな問題となっており、取り扱いは法律によって厳しく取り締まられています。

麻薬は、「痛み止めの王様」と言われます。麻薬に指定されているものはたくさんありますが、臨床で使用しているのはその一部です。臨床において使用の頻度の高いのはモルヒネ製剤であり、WHOや厚生労働省の指導から、緩和医療に使用される例が増えています。

残念なことに、麻薬は医療とは別の目的で違法に使用されており、「麻薬及び向精神薬取締法」によって厳しく規制されています。麻薬を処方できるのは医師、歯科医師、獣医師で麻薬施用者免許を持つ者であり、医療機関には麻薬管理者（医師あるいは薬剤師）を置かなければなりません。そのうえで、投与した麻薬の種類や投与量を含め、各患者の記録の管理が必要です。麻薬は購入してから使い終わるまで、すべてを追跡できる体制を作るよう義務付けられています。

向精神薬の多くは、精神科領域で鎮静薬、睡眠薬などとして使用されています。種類も極めて多く、「乱用の危険性と治療上の有用性」から、第一種から第三種に分類して「麻薬及び向精神薬取締法」で規制されています。日常診療での使用頻度も高く、麻薬ほど有害ではないので、緩やかな規制となっています。

麻薬の製造原料であるアヘン（阿片）は「あへん法」という法律で取り締まられており、アヘンの輸出入、ケシ栽培者からのアヘンの収納や麻薬製造業者に売ることなどは国が行っています。同じように大麻は「大麻取締法」によって所持、栽培、譲り受け、輸出入が厳しく規制されています。大麻取扱者には免許が必要です。

以上に述べたように、覚せい剤やその原料は医療および学術研究にとって重要ですが、本来の目的ではない使用が後を絶ちません。日本では、昭和二〇～三〇年代にヘロインやヒロポンが蔓延した時期がありました。昭和五〇年代から平成初期には大麻や覚せい剤の乱用が目立っています。そして現在は、第三次の覚せい剤乱用期と言われ、乱用者も低年齢化・国際化し、大きな社会問題となっています。覚せい剤は「覚せい剤取締法」によって厳しく規制されており、医療現場で使用されている覚せい剤も、この法律の対象となっています。

Pharmaceutical Sciences

第2章

クスリと
薬学の始まり

「クスリを知る旅」はいよいよ搭乗となります。第2章では、クスリの誕生までさかのぼり、第3章ではクスリが創造（創薬）された道をたどります。

人間が使ってきたクスリは自然から始まっています。薬用植物、生薬、漢方薬などという言葉を思い起こしてください。いずれも自然から得られたものですね。現代の医学で使われている医薬品のほとんどは、化学構造が正確に決められたものですが、中には起源が古代のギリシャや中国のものがあります。クスリの歴史についてはあまり聞いたことがないと思いますが、たどってみるとほかの歴史とは違った身近さを感じると思います。

1 自然の恵みから生まれたクスリ

古代エジプト――クスリに関する最古の文献

クスリ（薬）という漢字は草冠《くさかんむり》に楽と書きます。服用すると、「らくになる」「たのしくなる」に通じます。草冠は「病を治す草」、つまり薬草が「薬」という字の起源になっていることを示唆しています。クスリの始まりは洋の東西を問わず植物でした。

古代からの自然観察と経験が薬草につながったのでしょう。人が自然を観察し記述するようになったのは、古代のエジプトや中国においてです。たとえばエジプトの遺跡からは星座表が発見されています。星座はギリシャに伝わり、紀元前九世紀にはおおぐま座やオリオン座が登場しています。

クスリはどうでしょうか。メソポタミアのシュメール人が、五〇〇〇年前に粘土板に楔形文字《くさびがたもじ》で記録を残しました。そこに薬草についての記述があります。

ドイツ人の考古学者ゲオルク・エーベルスは一八七二年、エジプトで幅三〇センチ、長さ二〇メートルにおよぶ巻物を購入しました。それは、エジプトの古都テーベ（地中海から八〇〇キロメートルほど南に位置するナイル川東岸の都市。現在のルクソールの近郊）に埋葬されていたミイラから発見されたもので、紀元前一六世紀頃に書かれたクスリに関する最古の文献でした。「エーベルス・パピルス」（パピルスはナイル川河口に繁茂していたカヤツリグサ科の植物から作られた紙）と名付けられたその文献には、象形文字でケシ、ヒヨスやストリキノスなど七〇〇種もの天然物が記録されています。ケシの未熟果の表皮から得られる乳液がアヘンですが、紀元前一六世紀頃にエジプトでアヘンが製造されていたことを示す記述も見つかりました。当時のエジプトにおいて鎮痛剤として用いられていたようです。

それでは、ヒトはいつ薬学や医学、あるいは科学や自然科学を手にしたのでしょうか。これは難しい問いです。薬学あるいは科学とは何ですか、どう定義するのですか、という疑問が出るかもしれません。科学を「経験的に論証する」「法則性を明らかにする」ことと考えると、その起源はエジプトやギリシャにあると言えるでしょう。

ギリシャ時代——医学の始まり

自然を観察して推理するうえでは、帰納《きのう》や演繹《えんえき》が基本になります。たくさんの事例から法則を導き出し、あるいは、一つの前提から他の事例を推理していく論理は、紀元前五〜前四世紀のギリシャ、ソクラテス、プラトン、アリストテレスらの時代から始まりました。この三人は哲学と倫理学の創始者として知られていますが、生物学や医学と言える仕事もしました。生命について、法則性を考えるようになったのは、紀元前五〜前三世紀のギリシャ時代なのです。それがヘレニズム期の科学へとつながっていきます。

プラトンは生理学や病理学を論じ、粘液、胆汁が精神に影響すると考えていました。弟子のアリストテレスは自然を研究する立場から、たくさんの動物を解剖し、比較解剖学の始祖と言われています。彼は、組織と体のそれぞれの部分は、道具と同じで「何かの目的」のためにあるという考えを述べました。「目的」という考え方は、細胞や生体分子の研究の中に現在も残っています。

帰納的推理の提唱者であるアリストテレスは、五〇〇種以上もの多様な動物を、有血動物と無血動物の二つに分類しています。紀元前四～前三世紀のアレキサンドリアでは、生理学や解剖学が登場しました。

このようなギリシャで、ソクラテスとほぼ同じ時代に、ヒポクラテスを始祖とする医学が始まりました。ヒポクラテスは、著作『古い医術について』で述べていますが、調理を医学の原型と考えたようです。病気は体内で調理されて無害になり、健康な部分から分かれた悪いものは、嘔吐、下痢、尿、汗、出血などとして排泄されると考えました。発熱や化膿も自然治癒の過程であり、これを助けるのが医学であると考えたのです。ヒポクラテスは、三〇〇種近い薬草を治療に用いていたと伝えられています。その後、古代ローマでは、ディオスコリデスが『マテリア・メディカ』（薬物誌）を編纂し（七七年頃）、長い間、西洋社会のクスリのバイブルになりました。マテリア・メディカとは治療や予防に用いる物質、クスリを意味します。また、ガレヌスがギリシャ医学を集大成するとともに、当時使われていた薬草の使用法を病気別に分類し、理論的にまとめたことでも知られています。

古代中国——薬草の書物が著される

後漢の時代であった中国では、『神農本草経《しんのうほんぞうきょう》』や『傷寒論《しょうかんろん》』（傷寒雑病論）が著され、漢方医学が体系化されました。「神農」とは、古代中国（紀元前二七〇〇年より以前）の伝説上の人物で、農耕と医薬の神と言われています。「百草の滋味を嘗《な》め、一日にして七十毒に出遭う」と言い伝えられるほど、熱心に病気の治療に役立つクスリを探し求めました。

『神農本草経』は、中国最古の薬用としての植物に関する書物（本草書）で、三六五種の生薬が上薬、中薬、下薬に分類され、後世の本草書に大きな影響を与えました。

『傷寒論』を著した張仲景《ちょうちゅうけい》は、熱病を太陽病、陽明《ようめい》病、太陰《たいいん》病、小陰《しょういん》病など六つの病気に分類し、『神農本草経』に記載されている薬物を中心にそれぞれの病気に対する処方、治療法をまとめました。これが『傷寒論』です。この書物は漢方の聖典とされ、記載されている基本的な処方や考え方は、現在の漢方医療においても受け継がれています。一五九六年には、李時珍《りじちん》が『本草綱目《ほんぞうこうもく》』を刊行し、一八九二種の生薬を記載しました。

このように人類の歴史とともに始まったクスリは、長い間、薬草と天然物でした。古代のギリシャと中国で、薬草に関する歴史的な書物がまとめられたのは、興味深いと思いませんか。

2　漢方はどのように広まったか

正倉院で保存されてきた生薬

ここで我が国に目を転じましょう。中国で著された本草書は、七世紀に遣隋使や遣唐使の一行に加わった恵日《えにち》という薬師《くすし》が日本に持ち帰ったと伝えられています。薬師は医療を担当した僧侶です。中国に渡った留学生や外交官がクスリや資料を持ち帰ったことは、容易に想像できるでしょう。著名な唐の高僧・鑑真《がんじん》は一〇年もかかって、天平勝宝五（七五三）年に日本にたどりついたと言われていますが、そのときに仏典とともに多くの薬物を持参しました。

飛鳥・奈良時代には、どのようなクスリが使われていたのでしょうか。この疑問に答える史料が正倉院に保存されています。聖《しょう》武《む》天皇の没後七七忌（四十九日）に当たり、天平勝宝八年に光明皇后が東大寺に奉納し、正倉院に収蔵された薬物を正倉院薬物と呼んでいます。六〇種の生薬が「種々薬帳」という目録に記載されており、その中に植物由来のもの二八種が含まれています。これらのクスリは中国や朝鮮半島から渡来したもので、鑑真が持参したものも含まれていると推定されています。宮内庁の要請で、朝比奈《あさひな》泰彦《やすひこ》、柴田《しばた》承二《しょうじ》（いずれも東京大学）を中心に昭和と平成の二回にわたって調査が行われ、生薬がよい状態であることが確認されています。それは地上の高床式の建物に保存されてきたからですが、世界でも稀な例と言えます。

正倉院薬物の中で量が多かったのは甘草《かんぞう》と大黄《だいおう》でした。甘草はマメ科の多年草で、根が、腰痛や咳の治療、そして、他の薬物の刺激を和らげるのに用いられます。大黄はタデ科の植物で根を便秘の改善薬として用いてきました。

光明皇后は施薬院を作り、全国から求めた薬草を用いて、身分を問わず疫病に苦しむ人々を救ったと記録されています。薬草の中には「種々薬帳」にあるものが含まれていました。

日本の漢方医学の確立

日本の伝統医学である漢方で使用される漢方薬には、植物、動物、鉱物などからなる生薬を組み合わせたさまざまな処方があります。小柴胡湯《しょうさいことう》の例を見てください（表2—1）。ドクダミやゲンノショウコなどの単一の生薬を使う民間薬とは異なり、漢方はいろいろな生薬の効能を組み合わせた複合薬です。生薬の多くは、『神農本草経』に記されており、当時の中国の医術書である『傷寒論』や『金匱要略《きんきようりやく》』にすでに記載されている漢方処方があります。現在の中国には、日本の漢方医学と起源を同じくする「中医学」と「中薬」が存在します。

漢方は中国の伝統医学が、江戸時代の日本で独自に変化し確立したもので、オランダから渡来

漢方薬	生薬*	処方
小柴胡湯	柴胡（ミシマサイコ） 半夏（カラスビシャク） 人参（オタネニンジン） 黄芩（コガネバナ） 大棗（タイソウ） 甘草（カンゾウ） 生姜（ショウキョウ）などからなる	風邪の後期、胃炎、疲労感など
葛根湯	葛根（クズ） 麻黄（シナマオウ） 桂枝（ケイシ）、芍薬（シャクヤク） 生姜、大棗（タイソウ） 甘草（カンゾウ）	風邪、発熱、悪寒など

表２－１　漢方処方の例　　＊（　）内は植物名

した西洋医学「蘭方」に対して、「漢方」と呼ばれました。明治維新後に「漢方」は、西洋医学中心の日本の医学からは排除され、漢方薬の使用頻度は激減しましたが、四〇年ほど前に漢方薬に健康保険が適用されるようになり、現在は西洋医学の治療体系の中で使われています。中国では中医学を修めた中医と西洋医学を修めた西洋医がいますが、日本は西洋医学を修めた医師が漢方薬を処方できる世界でも珍しい国なのです。

漢方医学は西洋医学とはまったく異なった診断・治療体系を持っています。西洋医学ではさまざまな方法により病気を診断し、これにもとづいてクスリが処方されますが、漢方医学では、中国古来の陰陽五行説にもとづいた陰・陽、虚・実、寒・熱などの診断基準を持ち、気・血・水などの概念を用いて、それぞれの患者の状況を総合的に判断することで「証」を決定します。

患者には「証」に対応する漢方薬が処方されます。それぞれの人の体質や病状に応じて異なった「証」が診断されるので、同じ病気であると診断されても異なる漢方薬が処方されること（同病異治）や、異なる病気であっても同じ漢方薬が処方されること（異病同治）があります。

慢性疾患や副作用軽減に

生薬となる植物の多くは、外国の野生種もしくは栽培種に依存しています。重要な生薬の多くは中国から輸入しており、中国で野生資源が枯渇している甘草や麻黄《まおう》などは、安定供給が不安視されています。また、生薬は自然から得られるものなので、産地、品種、植物の生育環境、採集時期、保存方法などによって、有効成分の含量と品質は大きく変動します。

漢方で使われる生薬は、厚生労働省の定める「日本薬局方」によって基準が決められ、基準を外れたものは使用できません。漢方の処方を一定にするために、さまざまな生薬の基原、成分の変異、基原植物の栽培法などに関する幅広い研究が続けられています。

漢方薬は副作用が少ないと考えられ、慢性疾患に対しても長期間にわたって投与されるようになりました。その中でも小柴胡湯は慢性肝炎、肝硬変などの治療薬の一つとして汎用される処方でした。しかし、一九九〇年代に間質性肺炎による死亡例が報告され、現在では小柴胡湯の使用は激減しています。漢方薬にも重篤な副作用が存在したのです。このことは「証」を無視した漢方薬の西洋医学的な使用法に対する警鐘となりました。

漢方薬は複数の化合物を含んでいて、有効成分も単一ではありません。したがって、生薬や漢方薬の効能を解析するのは容易ではないのです。しかし、臨床試験により多くの漢方薬の有効性が明らかになっています。最近では、抗ガン剤の副作用軽減に用いられる十全大補湯《じゅうぜんたいほとう》や補中益《ほちゅうえっ》気《き》湯《とう》、消化器手術後の回復時に用いられる大建中湯《だいけんちゅうとう》など、さまざまな医療の分野で漢方薬が用いられるようになりました。

このように、漢方薬は二〇〇〇年以上の歴史を持つ古いクスリですが、現在もさまざまな面から研究されています。

3　日本の薬学の始まり

薬学の研究と教育は日本独自の発展をし、クスリだけでなく基礎科学や医学にも貢献してきました。薬学の教育については第10章で触れますが、ここで日本の薬学の始まりについて述べておきましょう。

日本の薬学の研究と教育の歴史は一四〇年以上になります。明治六（一八七三）年、第一大学区医学校製薬学科が設立され二〇名の第一回生が入学したという記録から始まります。これを前身として明治一〇（一八七七）年に東京大学医学部製薬学科が設立され、明治九（一八七六）年には金沢医学所薬局学科（現：金沢大学薬学類・創薬科学類）、明治二三（一八九〇）年に第二高等学校医学部薬学科（現：東北大学薬学部）、一九三九年に京都大学に医学部薬学科が設立されました。

国立大学とは別に明治一〇年以降に、東京薬舗学校（現：東京薬科大学）、京都独逸学校薬学科（現：京都薬科大学）、大阪道修薬学校（現：大阪薬科大学）、星製薬・教育部門（現：星薬科大学）、東京薬学専門学校（現：明治薬科大学）など私立の専門学校が設立されました。それぞれ変遷を経て現在の大学となりましたが、その起源を医学部の薬学科や薬局（薬舗）、製薬会社に関連した専門学校などとしているのは興味深いでしょう。諸外国には見られない日本の薬学のアカデミズムと研究者、薬局や病院に勤務する薬剤師を育ててきた大学や専門学校であり、現在の薬学の研究と教育の原点はここにあります。

薬学はどのように勉強したらよいのでしょうか。現在では薬学の研究と教育は総合大学の薬学部や薬科大学で行われており、平成二七年度では、薬学部は一四の国立大学、三つの公立大学、五七の私立大学に設置されています。

薬学部は理学部や工学部と同じ四年制課程でしたが、平成一八（二〇〇六）年度から、四年制と六年制の二つの課程を設けています。六年制課程を卒業すると薬剤師国家試験の受験資格が与えられます。四年制課程は薬学の技術者、研究者、教育者の養成を目指しています。学生が自分の将来を考えて、二つの課程から選択できるようになっています。

Pharmaceutical Sciences

第3章

クスリの創造（創薬）への道

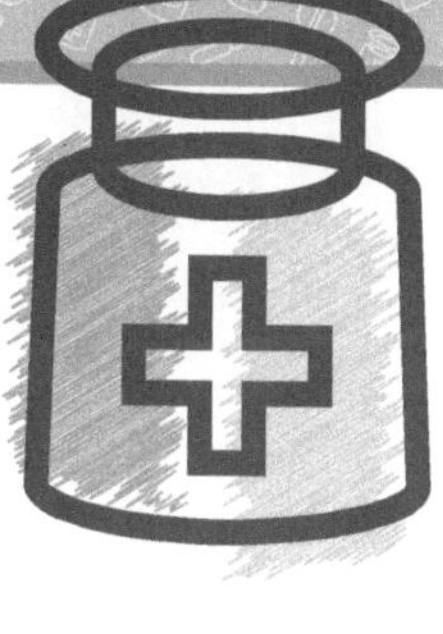

医薬品である現代のクスリは、どのようにして創造されたのでしょうか。私たちは自然の恵み、合成された有機化合物、そして猛毒までクスリにしてきました。ここでは例を挙げながらクスリが創られる（創薬）までを見ていきましょう。

1　天然物から医薬品ができるまで（アスピリン、モルヒネ）

現代では、クスリは純粋な有機化合物です。その中には薬草や天然物に由来する医薬品が数多く用いられています。

アスピリンはヤナギから

解熱鎮痛剤アスピリンの開発は、ヤナギの小枝が炎症を抑え、熱を下げ、痛みを取り去るという古くからの言い伝えから始まりました。ヒポクラテスもヤナギを用いたと言われ、西洋では何世紀もの間、痛み止めとしてセイヨウシロヤナギが用いられてきました。その成分が実際に分離されたのは一八一九年で、ヤナギの属名（*Salix*）に因んでサリシン（salicin）と命名されました。

サリシンとその分解物であるサリチル酸には苦みがあり、胃腸炎を起こすなどの副作用があっ

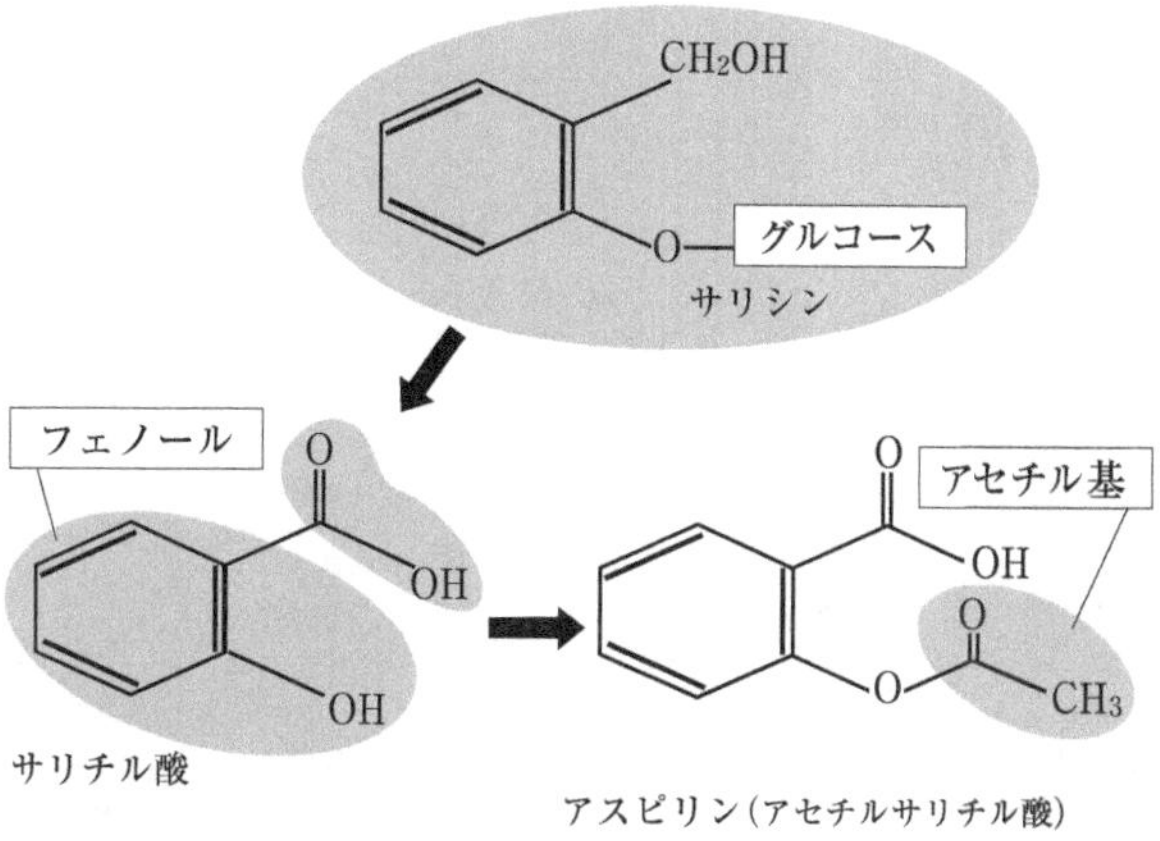

図３－１　サリシン、サリチル酸、アスピリンの構造と変遷

ため、ドイツの化学会社バイエルによりサリチル酸の酸性を弱めた「アセチルサリチル酸」が解熱鎮痛薬として開発されました。胃への刺激はサリチル酸に比べて遥かに弱くなりました。図３―１にサリシン、サリチル酸、アスピリン（アセチルサリチル酸）の構造を示しますので、その変遷を見てください。紀元前数百年にヒポクラテスが使ったヤナギから、二〇〇〇年以上経って二つの化合物を経てアスピリンにつながりました。サリシンやサリチル酸ではなく、アスピリンがクスリになったのは面白いと思いませんか。

アスピリンがなぜ痛みを抑え、炎症を鎮めるのか。この疑問が解けたのはごく最近です。アスピリンが、痛みや炎症のもとになるプロスタグランジンという化合物を作る酵素の働きを止めるということが分かり、これが手がかりとなって、同じ作用をする新薬の開発が続けられています。

　このように、漢方とは異なり、他の物質が混在していない純粋な化合物がクスリとして用いられ、同時に作用を研究することが薬学の基本になっています。

モルヒネはケシの未熟果から

　もう一つ例を挙げましょう。サリシンが分離される少し前の一八〇三年に、ドイツの薬剤師ゼルチュルナーはアヘンの主成分であるモルヒネを純粋な化合物として単離することに成功しました。アヘンはケシの未熟果を傷つけたときに浸出する樹脂のことで、主成分であるモルヒネは、強力な鎮痛作用や麻酔作用を持っています。

　モルヒネは化学の歴史の中で、植物から最初に単離されたアルカロイド、すなわち塩基（アルカリ）性を示す化合物です。歴史的な有機化合物なので、構造を示しておきましょう（図3—2）。

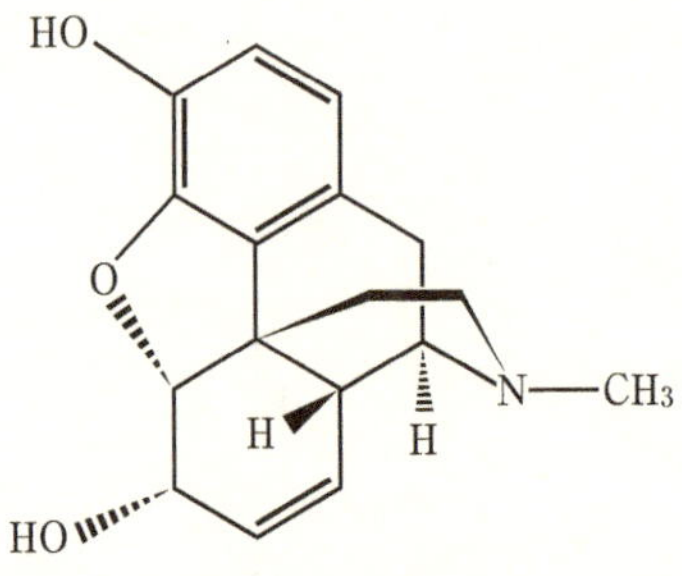

図3－2　モルヒネの構造

モルヒネは、今日でも重要な医薬品の一つであり、特にガン患者の痛みを緩和するため（疼痛療法）には必須のクスリです。しかし、習慣性が強く慢性中毒を引き起こすので、麻薬に分類されており、管理と使用については法律で厳格に定められています。

2　抗生物質も自然から生まれた

ペニシリンの発見はカビの生えたシャーレから

サリシンの発見から一世紀余り過ぎた一九二八年になって、英国のフレミング（A. Fleming）が抗菌物質ペニシリンを偶然に発見しました。ブドウ球菌を培養していたシャーレを実験机に放置しておいたところ、ペニシリウム（*Penicillium*）というカビが飛び込んで、その周囲のブドウ球菌が溶けていたのです。フレミングは、カビから出る物質がブドウ球菌を溶かしたと解釈し、この発見から抗生物質が誕生しました。ブドウ球菌が溶けているのが見えるシャーレを、丁寧にスケッチしたフレミングの実験ノートが残っています。

余談ですが、フレミングの研究室はロンドンのセント・メアリー病院にありました。この病院の近くに名探偵シャーロック・ホームズの自宅があり、協力者の医師ワトソン博士も近くに開業

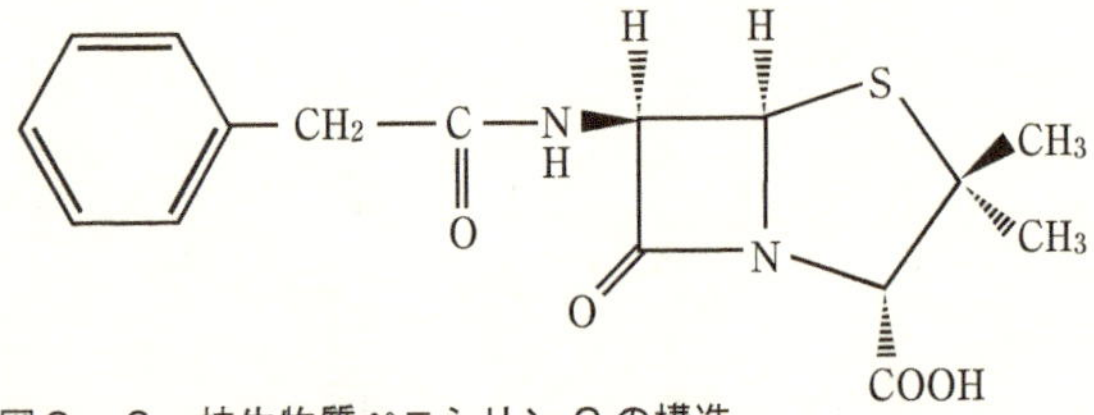

図３－３　抗生物質ペニシリンＧの構造

していました。いずれもパディントン駅の近く、名探偵の伝統が強く残る地域です。

フレミングの発見は当時はあまり注目されず、物質として純粋に単離するには至りませんでした。しかし、約一〇年後の一九四〇年に英国オックスフォード大学のフローリー（H. W. Florey）とチェイン（E. B. Chain）が再発見し、単離に成功しました。一九四一年五月には化学物質ペニシリンＧ（図3—3）として治療効果が実証されました。

このようにして、ヒトの感染症に効く抗生物質ペニシリンが、第二次世界大戦期に登場したのです。一九四四年一月二七日付でブエノスアイレス駐在の朝日新聞特派員が、当時のチャーチル英首相がペニシリンで命拾いしたことを伝えています。抗生物質の発見と実用化は当時の戦況にも影響を与えました。

ペニシリンの発見は、セレンディピティ（serendipity）という言葉が当てはまる大発見ではないでしょうか。serendipity は「幸運な発見」という意味で、失敗の中から価値あるものを見いだす能力、別の表現をすれば、思いがけない発見ができる能力を言います。このような発見が科学を大きく進歩させました。

ペニシリンは環状の複雑な構造をしていますが、酸に強い（耐酸性）構造に変え、経口投与を可能にし、さらに消化管からの吸収を高める、など有機化学の手法によって改良されています。

「実験がうまくいかなかった」と考えてシャーレを捨てたりせずに、「カビがブドウ球菌を溶かしている」と結論したのが、フレミングの非凡なところです。そしてこれが、さらに「微生物が有用な物質を作る」という概念に至った二〇世紀最大の発見の一つです。抗生物質の時代の幕開けについて、もう少し見ていきましょう。

微生物が抗生物質を作るという概念

一九四四年には米国・ラトガース大学のワックスマン（S. A. Waksman）が結核菌に用いることができるストレプトマイシンを発表しました。抗生物質を作る菌をくまなく探そうという方向から、ブドウ球菌、大腸菌などの増殖を抑える化合物として、ワックスマンは数々の抗生物質を発見しています。

ストレプトマイシンを作る菌として、ストレプトミセス・グリゼウスという菌が有名になりましたが、ワックスマンはこの菌を三〇年も前の一九一二年に報告していました。後に「菌を発見したときに、抗生物質を作るかどうかを考えましたか」と聞かれ、ワックスマンは次のように答えています。

「その頃、微生物が作る物質の中にクスリが存在するという哲学はまったくなかった。そこで、ストレプトミセス・グリゼウスという放線菌を取り扱っても、クスリを取り出そうとはまったく考えなかった」

科学者らしい正直な答えだとは思いませんか。「微生物がクスリを作るはずだ」。これを哲学と言うのは少し大袈裟ですが、考え方とか、概念と言ってよいでしょう。フレミングの成功によって、微生物はヒトにとって有用な物質を作るという概念が確立し、しかも簡便な方法で探すことができるようになりました。

土壌などから分離した各種の菌の培養液の中に、他の菌の増殖を阻害する物質があるかどうかを、どうやって見つけたらよいのでしょうか。まず、シャーレに寒天を入れて固形にした培地を作り、ブドウ球菌や大腸菌を増殖させる条件にします。これに、土壌などから分離した菌の培養液を加えて、増殖を阻止する物質を探すのです。このように、新しい概念と簡単な方法によって、クスリを探す研究が大きく進歩しました。

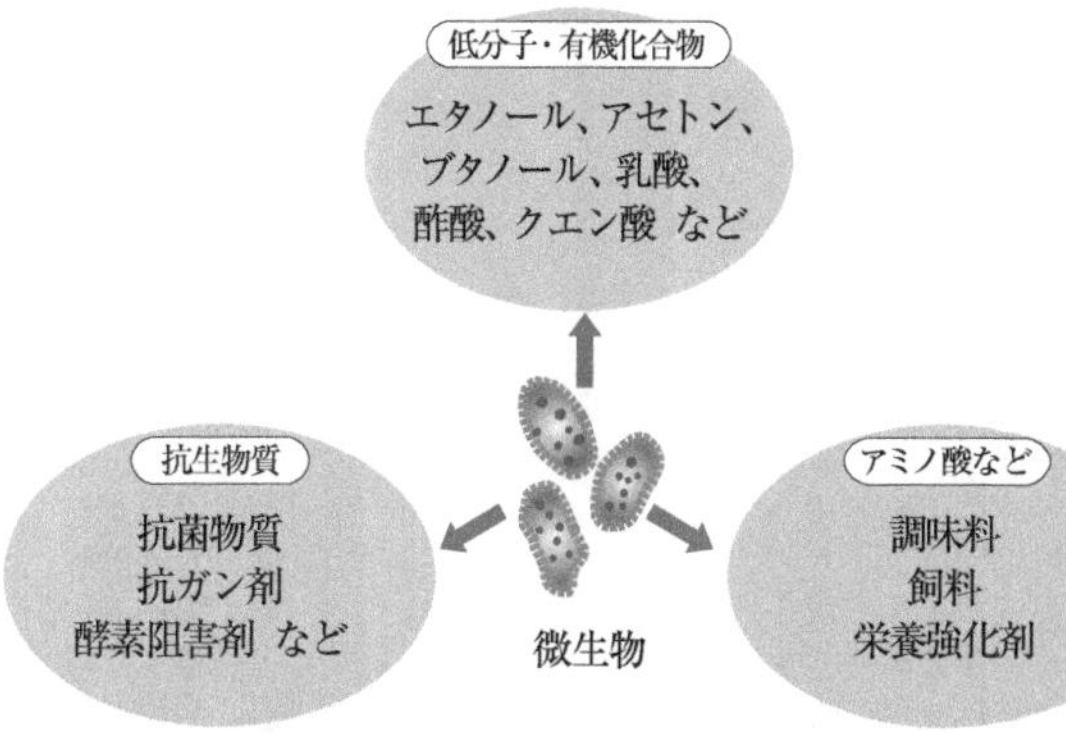

図３－４　微生物が作る有用物質

抗生物質（antibiotics）という言葉を説明なしに使ってきましたが、この言葉を考案したのはワックスマンです。antiは「拮抗、対抗」などの意味で、bioticは「生命の」という形容詞です。意訳すれば、「微生物が作り、病原体の生命に拮抗して殺す」のが抗生物質です。その中で、人体に毒ではない物質がクスリとなりました。抗生物質の研究の進展は目覚ましく、セファロスポリンやテトラサイクリン、エリスロマイシンなど、現在も使われている数多くのすばらしいクスリが発見されました。

日本でも、抗生物質の研究が精力的に進められ、ストレプトマイシンの効かない菌（耐性菌）に効果のあるカナマイシン、抗ガン剤であるブレオマイシンなどたくさんの抗生物質が梅澤濱夫《はまお》（東京大学、国立予防衛生研究所、微生物化学研究所）らによって発見されています。

抗生物質は「細菌（放線菌）が作り、細菌の増殖を阻害する物質」と定義されましたが、この定義はさらに広がり、微生物が作るもので、免疫反応を抑制する物質、ガン細胞の増殖を阻止する物質、酵素の阻害剤、調味料、飼料、栄養強化剤など多彩な物質が見つかっています（図3―4）。免疫抑制剤として臓器移植にはなくてはならないタクロリムス（FK‐506）や抗寄生虫薬エバーメクチンなどは、日本の土壌微生物（放線菌）から見いだされたものです。

微生物から受ける恩恵

抗生物質が発見される遥か前から、生物の多様性はヒトに恵みをもたらしてきました。ワインや酒（エタノール）、ヨーグルト、味噌、醤油、納豆を例に挙げるまでもなく、酵母、枯草菌、乳酸菌などによる発酵食品は古くから私たちの生活に役立っています。現代ではアセトン、ブタノール、酢酸、クエン酸、グルタミン酸など多くの有用な物質を微生物が提供しています。

グルタミン酸（図3―5）はタンパクを構成する二〇のアミノ酸の一つで、一九〇八年に池田菊苗《きくなえ》（東京大学）によって昆布の旨み成分として同定されました。グルタミン酸は昆布のほかトウモロコシからも取ることができますが、精製するのは大変でした。そこで考えられたのが微生

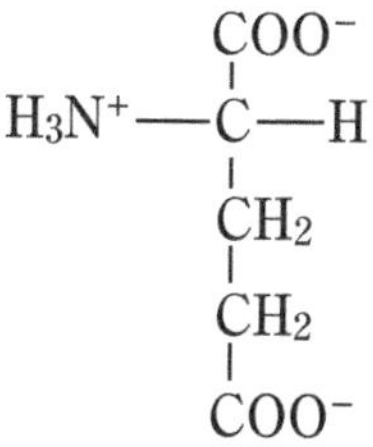

図３－５
微生物が作るグルタミン酸

物の活用です。グルタミン酸はタンパクを構成している必須の成分ですから、微生物が細胞の外で大量生産することはあり得ないと考えられていたのですが、この常識を打ち破り、一九五六年に鵜《う》高重三《だかしげぞう》（協和発酵、名古屋大学）がグルタミクム菌によるグルタミン酸の生産法を開発しました。

菌を何十トンという大きなタンクで二～三日ほど培養し、菌を除いた後で培地を酸性にすればグルタミン酸が沈殿します。このようにして、年間に数百万トンにもおよぶグルタミン酸が生産され、安価な調味料として使えるようになりました。これだけのグルタミン酸を昆布やトウモロコシから取り出すのが不可能なのは想像できますね。日本では味の素、外国ではグルタミン酸ナトリウム塩の意味からＭＳＧ（Mono-Sodium Glutamate）と呼ばれる調味料になり、食生活に変化をもたらしました。

この成果によって、微生物がアミノ酸を作るという新しい概念ができあがりました。その結果、リジン、メチオニン、アスパラギン酸、フェニルアラニンなど二〇種以上におよぶアミノ酸も微生物から生産できるようになり、栄養強化剤、調味料、飼料などに用いられています。アスパラギン酸とフェニルアラニンは人工甘味料の原料になっています。

天然物が私たちの健康に大きく寄与していることは特筆すべきです。図に示したように、モルヒネから抗生物質に至るまで、現代では多くのクスリが有機化合物として構造が明らかにされています。

3　創薬——サルファ剤の発見から毒の活用まで

有機化学の始まり

研究者が人工的に合成した物質がクスリ（医薬品）として世に出るようになったのは、有機化学の進歩によります。有機化学とは、生物（organism）の化学（chemistry）すなわちorganic chemistryに対して作られた訳語です。器官や細胞内にある化合物、生物の分泌物などは、有機化合物と呼ばれてきました。したがって、この言葉は生物機能を有するという意味から始まったと考えられます。現在では有機化学とは、炭素を中心とする化合物の構造、物性、反応、合成などを扱っている分野を言います。

有機化合物が初めて人工的に作られたのは、一八二八年のヴェーラー（F. Wöhler）によるシアン酸アンモニウムからの尿素の合成です。典型的な無機物であるシアン酸アンモニウムから、有機化合物である尿素ができたので、「有機化合物を合成するには生命力が必要である」という当時の考え方を修正させた重要な業績でした。尿素は現在も保湿剤としてハンドクリームやローションに使われています。

一九世紀後半、製鉄に用いたコークスの副産物の石炭タールの中からベンゼン、フェノール、アニリン、キノリンなどの有機化学に出てくる基本的な化合物が発見されました。アニリンは藍染めに使われる染料から、キノリンはマラリアの治療に用いられたキナの樹皮から、それぞれ得られます。二つの植物成分が石炭タールから発見されて、有機化学に大きな影響を与えたのです。

この発見から多くの研究者がタールに注目しました。石炭が植物の化石であることを考えると、タールの中から植物成分を発見するのは当然と思う人もいるでしょう。しかし、それは現代だから言えることで、タールの中に植物成分を見つけたのは、当時としては大発見だったのです。

もう一度、アスピリン――有機化学の観点から

有機化学の観点からアスピリン（アセチルサリチル酸）を説明しましょう（図3―1）。フェノールを強いアルカリ性で高圧・高温の条件にすると、二酸化炭素が結合しサリチル酸ができます。これにアセチル基を付けるとアスピリンができます（図3―6）。アセチル基は酢の成分である酢酸に由来する構造です。図を見ていただければ、化学が苦手な人にも理解できるでしょう。

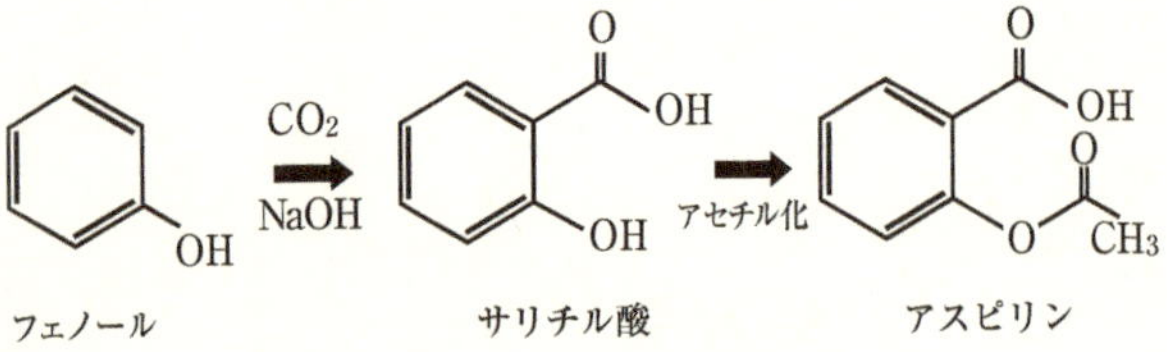

図3－6　フェノールからアスピリンを作る

植物から抽出してくるよりも純度の高いものが、工場で大量に生産できるようになりました。このようにして、薬草から出た成分が、世界初の合成医薬品となったのです。

アスピリンは関節の炎症を抑え、痛みを除くとともに、解熱作用があります。さらに、血液を固まりにくくする抗凝血作用により、動脈硬化の進行を防ぎます。アスピリンは現在でも世界中で使用されており、米国ではなんと年間一万六〇〇〇トン、日本では三〇〇トンと大量に製造されています。

ピリン系と言われる解熱鎮痛剤がありますが、このクスリを使用するときはアレルギーに注意する必要があります。念のために付け加えますが、アスピリンは「ピリン」とはまったく関係のない非ピリン系のクスリです。

アスピリンの販売（一八九九年）より少し前に、我が国の近代薬学の開祖である長井長義《ながよし》（東京大学）が気管支喘息に有効なエフェドリンを麻黄から単離し、続いて化学合成することに成功しました。麻黄は生薬として紹介しましたが、世界に広く分布している常緑低木のエフェドラ（*Ephedra*）属です。

　まとめておきますと、薬草から創薬へのアプローチでは、まず有効成分が単離され、化学構造が決定されます。次に、構造の一部を変えて効力を増強させ、望ましくない副作用を軽減し、工場で化学的に合成できるようになります。これが優れたクスリが作られる道筋です。プロカイン（麻酔薬）、インドメタシン（非ステロイド性抗炎症薬）なども、同様のアプローチで開発されました。このように日本の薬学は天然物から化学合成へと世界の潮流とともに発展してきました。

有機化学による創薬

　現在使用されている医薬品の多くは化学合成された有機化合物です。クスリになりそうな化合物が見つかると、構造が検討されて、優れたクスリが作られるようになりました。さらに、有機化学の一分野として、モノ作りの化学である合成化学が進歩し、簡単な化合物から複雑な化合物を合成する（創る）手法が考案されました。このような流れは二〇世紀になって発見された抗菌薬サルファ剤やペニシリンの誘導体に見ることができます。

　細菌の分類、形態、生理、遺伝子などを扱う学問である細菌学は、一九世紀後半に大きく発展しました。先駆者たちは病原菌を染料で染めて顕微鏡で熱心に観察しました。同じ時期に有機化学者が発見した各種の染料がどんどん供給されました。

パウル・エールリッヒ（フランクフルト実験治療研究所）は微生物の染色法を研究し、染料によって微生物や組織の染まり方が違うことを発見しました。そして「病原体のみを染め、人の組織は染めない合成物質は感染症の治療薬になるはずだ」という天才的なひらめきに到達し、一九一〇年、日本人留学生・秦佐《はたさ》八郎《はちろう》（後に北里研究所副所長）と協力してたくさんの染料の中から、病原体スピロヘータが原因である梅毒の治療薬サルバルサンを発見しました。これは六〇六番目に試験した化合物であったことから六〇六号とも呼ばれました。

一九三五年にはゲルハルト・ドーマクが連鎖球菌に感染したマウスに、いろいろな合成染料を試して、赤色プロントジルと呼ばれる色素に抗菌性を見つけました（図3—7）。これが、最初に広く使われた合成抗菌薬、サルファ剤です。サルファとは硫黄（S）原子の呼び名で、プロントジルにもサルファがあります。

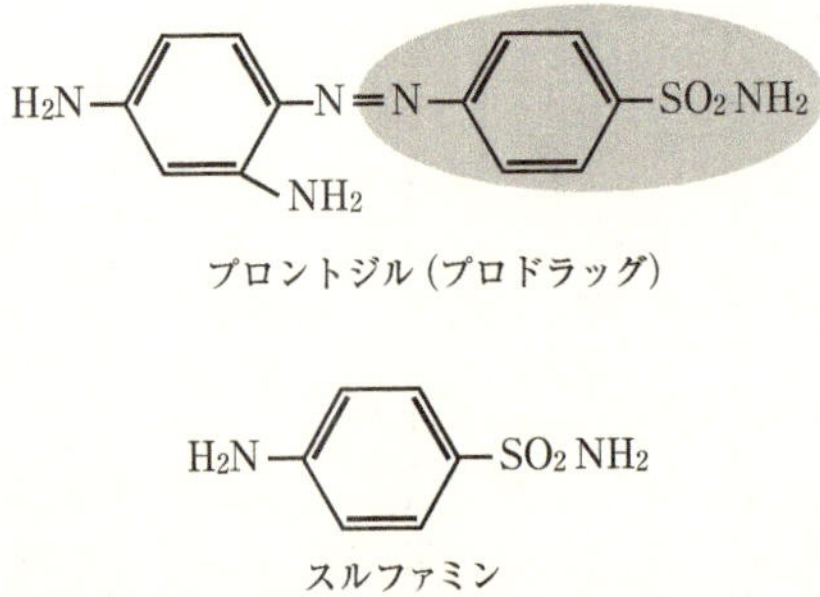

図3－7　サルファ剤の構造

図3―7の上の構造式を見ると影の部分がありますが、体内ではこの部分が外れて、スルファミン（4-アミノベンゼンスルフォンアミド）（図3―7下の構造式）になります。このことから、スルファミンが抗菌作用を持つことが明らかになりました。

この発見はプロドラッグ（pro-drug）「体内で作用する場所にくると構造が変換され効果が出るクスリ」という新しい概念を示しました。プロ（pro）には「前」の意味があり、プロドラッグはクスリ（drug）になる前駆化合物を意味します。プロドラッグにしておくことは、クスリを有効な形で患部に働かせる方法として、現在でも考えられるアプローチです。

スルファミンは葉酸の合成を阻害するので、細菌は増殖できなくなります。葉酸はDNA合成などに関与している酵素の機能を補う分子（補酵素）として働きます。ヒトは葉酸を合成できないので、食物から取り込んでいます。したがってスルファミンはヒトには毒性はありません。

スルファミンは有機化学によって構造を変えやすい化合物なので、世界中でたくさんのサルファ剤が試作されました。現在ではサルファ剤に耐性を持つ菌が出現しており、ニューキノロン系合成抗菌薬（シプロフロキサシンなど）が取って代わっています。

スクリーニングで新薬が生まれる

たくさんの染料や関連化合物を系統的に調べ、抗菌薬であるサルバルサンやスルファミンが発見されました。具体的には、たくさんの化合物の多様な生理作用を同時に系統的に調べ、候補化合物を見つけ、次に化学構造を変えて、作用の強い化合物を見いだします。このようなやり方は、一般にランダムスクリーニング法（random screening）と呼ばれ、クスリを開発する有力な手段となっています。この方法によって、今まで知られていなかった薬効が発見されることもあります。

たとえば、ランダムスクリーニング法によって、抗菌薬であるサルファ剤の一つに、弱い血糖降下作用が認められました。この化合物を詳しく検討し、糖尿病薬トルブタミドが開発されました。既存のクスリ（抗菌薬）が新しい作用（血糖降下）を持っていた、という思いがけない発見によって、新薬が生まれたのです。爆薬のニトログリセリンが狭心症薬になったのも予想外のことです。

精神安定剤のジアゼパム（抗不安剤）、アルプラゾラム（鎮静剤）などもスクリーニングによって見つかったクスリです。思いがけない発見がたくさんある創薬は面白いと思いませんか。

デザインして創薬

生命科学や有機化学が進歩するにつれて、偶然を期待して手当たり次第に調べるだけではなく、標的を定めた方法も取られるようになりました。標的になるタンパクを決めて、その機能を阻害できる化合物をデザインし、クスリを開発する方法です。

一つ例を示しましょう。ヒスタミンはアレルギーを引き起こしますが、胃酸分泌も促進します。ヒスタミンの信号を受容するタンパク（H２受容体）は胃の内側の酸を分泌する細胞にあります。英国・ダンディー大学のブラック（J. W. Black）がこの受容体にピッタリと結合して胃酸分泌を阻害する分子を設計し、クスリの開発に成功しました。一九七二年に開発された潰瘍治療薬シメチジンです。この仕事でブラックはノーベル生理学医学賞を受賞しました。

同じ方法で、血圧上昇を引き起こすペプチドであるアンギオテンシンを生成する酵素を阻害するカプトプリル（高血圧症治療薬）、ウイルスが増殖するのに必要な酵素を阻害する抗エイズ（AIDS）薬などが作られています。また、インフルエンザのクスリであるタミフルなども同じようにして開発されました。

さらに、一九九〇年代のヒトゲノム解析によって、創薬に大きな変革が起きました。クスリの標的となる多くの酵素や受容体の存在が明らかになったのです。また、数千、数万種という化合物を合成するためコンビナトリアル有機合成と呼ばれる手法が考案され、研究者は膨大な化合物のライブラリーを手にしました。さらに、このライブラリーから標的に対する生理活性を高速で評価する方法（ハイスループットスクリーニング）が導入されて、創薬の手法は大きく変わろうとしています。

この新しい手法にも課題が残されています。そこで、鍵となる標的分子を同定し、性質を知る基礎研究も続けられています。作用する化合物を設計するには、有機化学を中心とする分子の構造と機能の相関の解析が必要です。

創薬は広い分野にまたがる総合科学です。病気をクスリで治すという目的に向かって、科学者の英知が注がれています。

さらに新しいコンセプトで創薬

今世紀に入り、細胞工学や遺伝子工学の技術に加えヒトのゲノム情報が集積し、ごく最近までは考えられなかった方法がクスリの開発に利用されています。

実用化がもっとも進んでいるのは遺伝子組み換え技術を利用して生物活性や薬効を持つタンパクを生産し、医薬品を製造する方法です。目的のタンパク（たとえば酵素、ホルモン、血液凝固因子、インターフェロンなど）の遺伝子を取り出し、大腸菌や酵母に大量に発現させるのです。また、ウイルスや細菌の抗原をタンパクとして準備し、ワクチンとして利用します。

組み換え医薬品の中では、抗体医薬が注目されています。抗体は標的とする細菌やウイルスのタンパク分子に特異的に結合し、機能を阻害します。抗体医薬は我が国では関節リューマチに適用され、米国では二〇種以上が開発されました。この方法を用いれば、ガンの特効薬の開発も夢ではありません。

ジェネリック医薬品の登場

新たなクスリが発見され、製造法が確立し、数々の実験と検討の後に、臨床試験（治験）を経て承認され、発売されるのが新薬です。新薬は、研究者が新しい方法を開発し、新しい概念を作りながら、創薬に挑戦してきた成果なのです。

これに対して、新薬の特許期間が終了した後に、他の企業から発売される同一のクスリを「ジェネリック医薬品」（後発医薬品）と言います。この名称は日本で作られたもので、欧米で多くの後発品がクスリの一般名（ジェネリックネーム）を冠して販売されるのに由来します。

新薬は数百億円という莫大な研究費と一〇～一五年におよぶ研究期間をかけて開発し、有効性や安全性を確認します。ジェネリック医薬品は、研究開発の過程を経ないで、臨床試験などを省略し、先発医薬品と同じ構造と効能を持つ化合物として承認されます。

増大を続ける医療費を抑制しながら、良質な医療を国民に提供できるのか。これが、大きな課題となっており、国は経済的メリットのあるジェネリック医薬品の普及を推進しています。そのために、医師が不可としない限り、薬局で患者の選択によって、ジェネリック医薬品に変更できます。

新薬を作る製薬企業を育てることの重要性を考えると、ジェネリック医薬品の使用を推進することには疑問も持たれています。さらに、ジェネリック医薬品のメーカーには、新薬を創ったメーカーと同じ経験がないこと、医薬品情報の提供体制が不十分であるなどの問題点も指摘されています。また、新薬とジェネリック医薬品とでは、効能・効果が異なる場合もあるようです。これらの問題点の改善を厚生労働省が指導しています。

4　毒も手なずけてクスリに

第1章で、毒物は厳重に管理しなければならないと述べましたが、実は研究者は毒も上手に手なずけています。クスリをさらに深く理解するために、使われている毒について見ていきましょう。

フグ毒は研究用の試薬へ

多様な生物の中で、毒を持ったキノコ、植物、魚や貝がよく知られています。生物の毒で日本人がすぐに思いつくのはフグでしょう。日本の近海にフグ科の魚は二〇種ほどいますが、毒を持つ組織は種類によって異なります。

フグは福に通じると言われています。テッサに箸をつけながら、ヒレ酒を飲み、テッチリを味わう。まさに年末の日本文化です。酔いの中で、冒険しているような何ともよい気分になります。しかし、毒は注意しないと、「福」とともに極楽に行くことになります。毒は安定で、煮ても焼いても毒ですから、油断してはいけません。中毒は現在でも起きており、フグは免許を持つ人しか調理できません。

フグ中毒の症状は、舌や唇のしびれ、指先のしびれから始まり、頭痛、腹痛、嘔吐を起こし、やがて歩行困難や呼吸麻痺になります。

フグ毒は主として細菌によって作られ、それを餌とする貝類が持っており、これを食べたフグの肝臓や卵巣に集積されます。一九〇九年に田原良純《たわらよしずみ》（東京大学）がフグ毒を世界に先駆けて単離し、テトロドトキシンと命名しました。テトロドトキシンは低分子（分子量約三二〇）ですが、複雑な構造をしており、単離して化学構造を決定するのは難航しました。平田義正（名古屋大学）と津田恭介（東京大学）の二つの日本のグループとハーバード大学のウッドワード（R. B. Woodward）が、一九六四年の国際会議において、同時にその構造を発表しました。それぞれのグループは、他のグループの研究を知らずに仕事をしていたのです。科学の競争や結果の再現性として、今も語り継がれています。後になって、テトロドトキシンは、カリフォルニアイモリやヒョウモンダコなどでも発見されました。自然界に意外に広く分布している毒として、注意が必要です。

マウスを使って調べると、テトロドトキシンの半数致死量は体重一キログラム当たり一〇〇分の一ミリグラムと高い毒性を示します。ヒトが経口で摂取したときの致死量は一〜二ミリグラムです。これは一〇〇〇分の一グラムですから、すごい毒であることは理解できるでしょう。

テトロドトキシンはどうして毒なのでしょうか。神経や筋肉の細胞膜を貫通しているナトリウムの通り道（電位依存性ナトリウムチャネル）にテトロドトキシンが結合し、ナトリウムイオンが通れなくなります。この作用によって、神経の電気的な伝導ができなくなるのです。この性質を利用してテトロドトキシンは神経科学にとって欠くことができない大切な試薬になりました。ここで言う試薬は研究に用いる薬品のことです。

テトロドトキシンは青酸カリの八〇〇倍ほどの強い毒ですが、自然界にはもっと恐い毒があります。

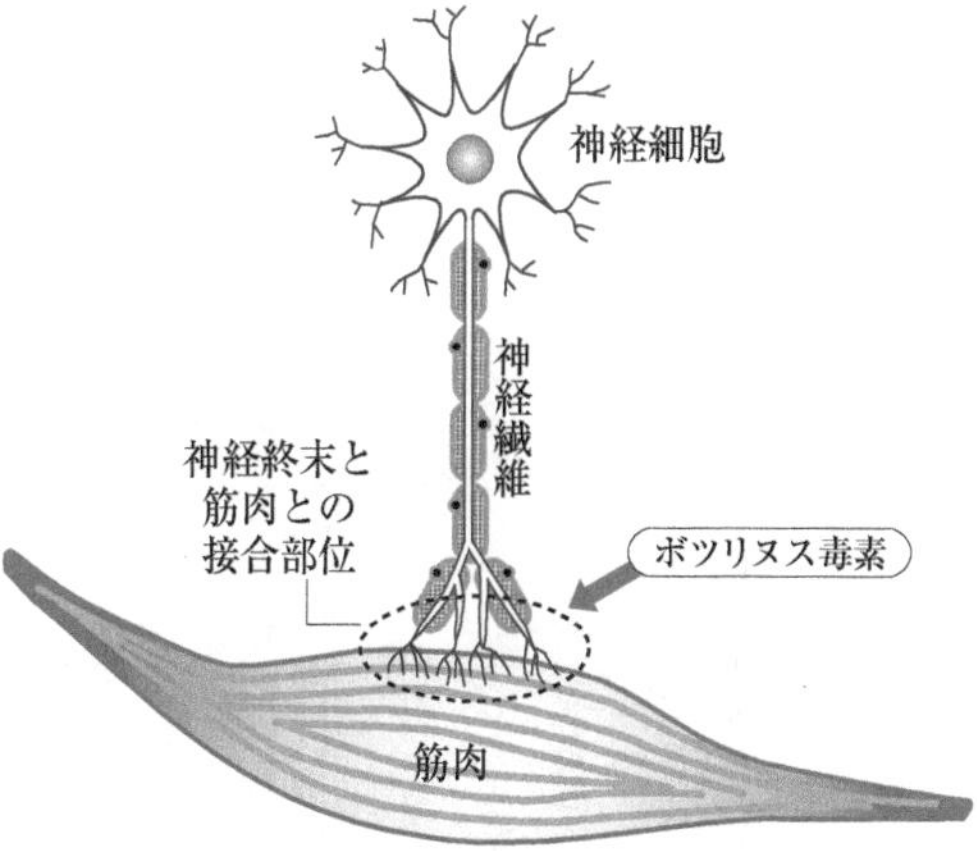

図3－8　ボツリヌス菌の毒素が作用するところ

猛毒ボツリヌス毒素は美容に

フグよりも強い毒としてボツリヌス毒素が知られています。ヨーロッパでは一〇〇〇年以上も前から記録がありますが、日本では比較的新しいもので、一九五一年以降、この毒素による中毒が年に一、二件発生しています。一九八四年に熊本県の業者が作った辛子レンコンによる食中毒事件では、一一名もの死者が出たことが知られていますが、これは、土壌中に胞子として存在するボツリヌス菌が原因でした。一八九五年にヨーロッパで、ソーセージなどの腸詰め食品の中毒から発見された菌と同じです。ラテン語でソーセージをボツルス（botulus）と言い、これが菌の名前の語源になりました。

テトロドトキシンと同じように、ボツリヌス菌の毒素も神経に作用します。そのため、自律神経の障害や運動神経と骨格筋との接合部の神経伝達が阻害されます（図3―8）。重篤の場合には、呼吸ができなくなり死に至ります。

ボツリヌス毒素は、A型からG型まで七種類が知られており、腸の免疫機能を司る経路をうまくすり抜けて体内に容易に入り、食中毒を起こします。極めて毒性が強く、A型毒素を経口投与した場合、ヒトの致死量は一〇〇分の一ミリグラム以下と推定されており、フグ毒の一〇〇〜四〇〇倍もの毒性があります。計算してみると、ボツリヌス毒素の一グラムは一〇万人分以上の致死量になります。吸入した場合にはさらに毒性が増し、数百万人分もの致死量になるとされています。青酸カリは一グラムが五人の致死量です。同じ土壌細菌の破傷風菌の毒素も強力ですが、ボツリヌス菌の毒素の一〇分の一程度の毒性です。このように比較すると、ボツリヌス菌の毒素が、いかに強力か理解できるでしょう。

ボツリヌス菌毒素は加熱処理すれば、分解し毒性がなくなります。しかし、毒素を作っているボツリヌス菌の胞子は熱に強いので、生きていることがあります。しかも菌は酸素のないところで増殖するので注意が必要です。

このような猛毒化合物は鍵のかかる場所に保管し、人の目に触れないようにしておけばよいと思うでしょう。しかし、医療の分野では猛毒も活用しています。なんとボツリヌス毒素Aは、クスリとして使われます。「毒がクスリになる」例ですね。

ごく少量のボツリヌス毒素Aを局所の骨格筋に注射すると、運動神経の終末に結合して、神経伝達に関わるアセチルコリンが遊離できません。これによって、筋肉は麻痺します。この性質を利用して、斜視、まぶたの痙攣や片側顔面痙攣、脳性麻痺による歩行障害、脳卒中の後遺症などの治療に使われます。また、動脈の過剰な収縮により、手指の冷えを伴うレイノー病がありますが、その痛みを和らげるのにも毒素が応用されようとしています。

さらには、美容整形の場でも使われます。眉間や目尻のシワなどの表面のシワは顔面の表情筋が収縮すると生じます。顔面の表情筋に微量のボツリヌス毒素Aを注射すると、筋肉が一時的に麻痺して、表面のシワが目立たなくなります。効果は注射後二〜三週間で現れ、半年間くらいは続きます。「毒を使ったアンチエージング（抗加齢）」です。いつまでも美しくありたいという女性の願望に応えるには、毒素も使うことになります。

ジギタリスは心筋症のクスリに

日本ではあまり目にしませんが、ゴマノハグサ科の多年草、ジギタリスについても触れておきましょう。五〜七月に赤から紫の花が咲きます。学会で英国のエジンバラに出張した折に、城の

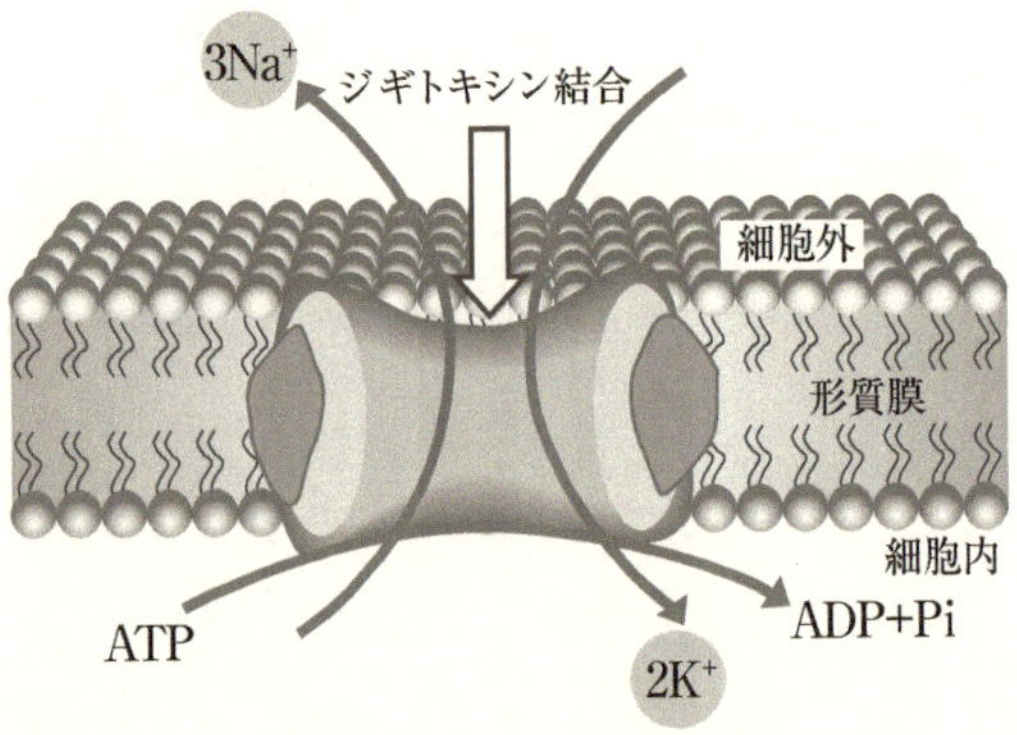

図3−9　ナトリウム・カリウムポンプとジギトキシン

堀の近くにジギタリスが咲いているのを見つけました。「隠しきれない恋」や「熱愛」というすばらしい花言葉がついていますが、美しいものには要注意です。葉に毒成分ジギトキシン（digitoxin）やジゴキシン（digoxin）が含まれています。ステロイドに糖が結合している、配糖体に分類される化合物です。心臓に対する作用から強心配糖体とも言われています。

ジギトキシンの半数致死量はモルモットでは六〇ミリグラム、ネコでは〇・一八ミリグラムと動物によって差があります。ヒトの場合、ネコと同じくらいと考えると、半数致死量は一〇ミリグラムほどになります。ボツリヌス毒素ほどではありませんが猛毒です。乾燥したジギタリスの粉末を使った殺人事件を扱った推理小説を読んだことがあるかもしれませんね。

しかし、適切な量を使うことによって、ジギトキシ

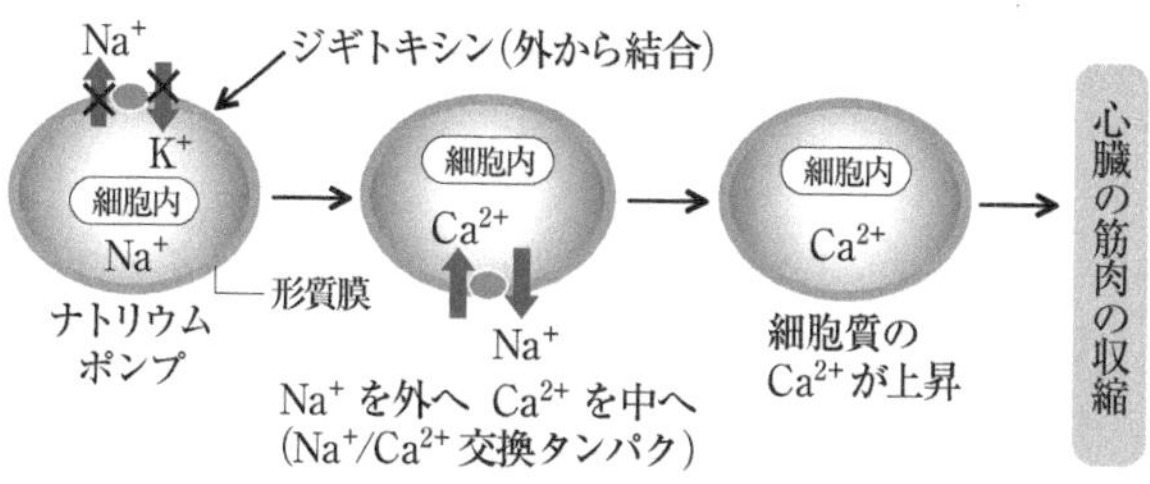

図3－10　ジギトキシンはなぜ効くか

ンやジゴキシンは毒ではなくクスリになり、先天性の心疾患、高血圧症、腎疾患、心房細動、心不全などの治療に使われます。一〇分の一ミリグラムを含む錠剤を成人では一回に二錠、一日三回、二～三日続けるとされています。しかし、ジギタリス系のクスリは安全域が小さく、患者によって用いる量が変わります。じんましん、視覚障害や胃腸障害のような副作用も多いとされています。

ジギトキシンやジゴキシンは細胞を取り囲む形質膜に局在するナトリウム・カリウムポンプと言われるＡＴＰアーゼを阻害します（図3─9）。ＡＴＰ（アデノシン三リン酸）は生物のエネルギー通貨と言われている化合物です。ナトリウム・カリウムポンプはＡＴＰの加水分解のエネルギーを使って細胞内にカリウムイオンを取り入れ、同時にナトリウムイオンをはき出します。これによって、細胞の外側と内側にイオンの濃度の違いができ、神経や筋肉などのいろいろな機能に使われます。

それでは、なぜジギトキシンやジゴキシンは心不全のクスリなのでしょうか。これらのクスリがATPアーゼを阻害すると、心臓の筋肉の細胞はナトリウムイオンを外に出せなくなり、カリウムイオンを取り込めません。したがって、細胞内のナトリウムイオンが上昇し、カリウムイオンが下がります。そこで、細胞はどうにかしようと、形質膜にある他のポンプを使って、ナトリウムイオンを外に出します。このポンプは同時に細胞内にカルシウムイオンを取り入れます。これによって細胞内のカルシウムイオンが上昇し、心臓の筋肉の収縮が始まります（図3―10）。副作用が強く、体内に長くとどまるジギトキシンは現在では販売されていませんが、ジゴキシンは現在も実際に用いられています。

英国では身近なところにある植物が、毒でありながらクスリになったのです。このように、人類は植物や微生物からクスリをもらい、毒も手なずけてクスリにしました。ここまで読んできて、クスリは多様であることが理解できたでしょうか。そして、クスリは適切に使わなければいけないことも分かったと思います。毒をクスリに使うこともあるのですから、間違ったら大変です。クスリには注意して接しましょう。

Pharmaceutical Sciences

第4章

クスリ(薬学)を支える考え方と身近な法律

第2章と第3章で、クスリの始まりと創薬について考えてきました。そして、それぞれに基本的な考え方（概念）があることが分かりました。「クスリを知る旅」は次の目的地に向かいます。本章ではクスリと薬学を支えている概念と、身近なクスリの法律を見ていきます。

1 薬学を支える概念

前章では、創薬の原点として、有機化学からサルファ剤が生まれてくる過程をたどりました。昔から「薬学は有機化学である」と言われています。日本の薬学は優れた有機化学者を何人も輩出しました。現在でも有機化学は薬学を支える学問です。きちんと定義できる化合物をクスリとして作ってきたのです。

薬学を支える概念（考え方）（図4―1）の一つは化学構造です。図3―1に示したように、サリシンから始まってサリチル酸からアスピリンへと化学構造を少しずつ変えることによって、副作用がない解熱／鎮痛剤ができました。その後、ペニシリンが発見され、たくさんの抗生物質が医薬品開発の新しい流れになりました。また、有機化学のおかげで、耐性菌が化学結合を切ったり、構造を変えて、抗生物質を効かないようにしていることが明らかになりました。だからペ

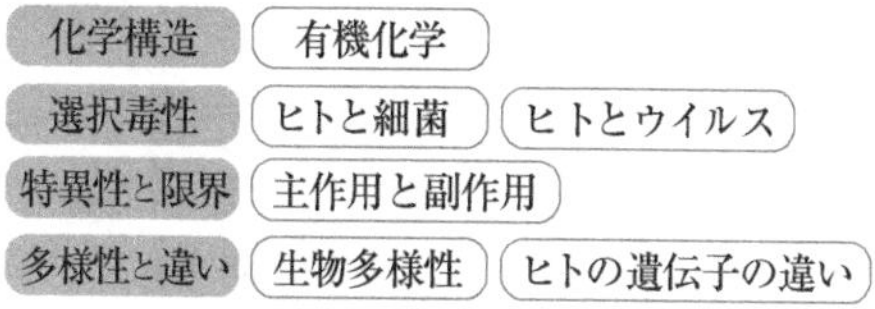

化学構造	有機化学	
選択毒性	ヒトと細菌	ヒトとウイルス
特異性と限界	主作用と副作用	
多様性と違い	生物多様性	ヒトの遺伝子の違い

図４－１　薬学を支える概念

ニシリンが効かない菌（耐性菌）が出てきても、研究者は慌てませんでした。的確な方法によって抗生物質を改良して耐性菌が構造を変えられないようにするのです。

付け加えておきますが、耐性菌の研究は後の遺伝子工学やヒトゲノムの研究にも貢献しています。耐性に関与している酵素の遺伝子を持つプラスミドというＤＮＡは、遺伝子工学に欠くことができません。

「有機化学が大切なことは分かるけれど、創薬研究者でなければ、有機化学は不要では？」とか、「遺伝子工学は必要ないのでは？」といった質問が出るかもしれませんが、答えはノーです。薬剤師が、医師の処方を検討できるのも、病院で働けるのも、患者からのクスリに関する質問に答えられるのも、基礎的な有機化学や最新の遺伝子工学の知識があるからです。

たとえば、処方せんに酸性のクスリと塩基性のクスリを同時に投与するように書かれていたらどうすればよいでしょう。すぐに医師に連絡して確認しなければいけません。別のクスリに替えるかどうか検討する必要があります。クスリを手渡すときに、患者から、「保存するのは、机の引き出しですか？　冷蔵庫の中ですか？」と聞かれるかもしれません。このような質問に責任を持って答えられるのは、化合物の構造と安定性を理解しているからです。

第8章で述べますが、複数のクスリを服用するときは、飲み合わせを考えます。これには、クスリの化学構造や代謝の知識が基礎となります。

2　クスリの選択性と特異性

ここまでいろいろなクスリが出てきました。毒も上手に使えば、クスリとなって私たちを助けてくれます。つまり、クスリの「選択性」と「特異性」が重要なポイントとなります。ここでは、この二つのポイントについて見ていきましょう。

抗生物質はなぜクスリになるのか（選択毒性）

抗生物質が感染症のクスリになり得たのはなぜでしょうか。すぐに思いつくのは、「細菌は殺すが、人には無害だから」です。「細菌だけに選択的な毒性がある」というのが正しい答えです。しかし、クスリを理解するには、もう少し突っ込んだ答えがほしいものです。どうして、選択的なのでしょうか。

ペニシリウムと命名された菌は、ペニシリンを作って細胞の外に出します。ペニシリンは細胞壁の形成を阻害するので、細菌は細胞壁を作れなくなり溶けてしまいます。しかし、細胞壁がないヒトの細胞にはペニシリンは働きません。ペニシリンは、ヒト、ペニシリウム、細菌という三つの生物の性質の違いから感染症のクスリとして実用化されたのです。

もう一つ例を挙げましょう。ストレプトマイシンは、細菌がタンパクを作るところを阻害しますが、ヒトやマウスなどのタンパク合成は阻害しません。それがストレプトマイシンがヒトのクスリになる理由です。他の抗生物質も同じように、細菌に対しては毒性がありますが、ヒトにはありません。

オーストラリア国立大学のアルバート（A. Albert）が、一九五一年に、『選択毒性』という本を著しています。彼によると、「二〇世紀の初めには、選択毒性を持つ化合物があるかどうかは、疑問だ」と思われていたそうです。この疑問が否定され、実際に選択毒性を持つクスリを人類は半世紀で手に入れたのです。これは大変な進歩だと思いませんか。

アスピリンは咳には効かない（特異性）

同じ科学ですが、数学と生命科学には大きな差があります。数学で習った直線には幅はないし、点には大きさも重さもありません。ところが、生命科学の世界では誤差や限界がつきものです。したがって、ここまで述べてきた選択毒性も、数学的な原理ではないのです。

たとえば、細菌とヒトは、細胞壁やタンパク合成は違いますが、いずれも生物ですから、似ているところもあります。また、抗生物質はまったく違う生物に由来するので、ヒトに対して、毒性や免疫作用を持っている可能性があります。

ペニシリンはヒトには無害であるという表現をしてきましたが、厳密には限界があります。ペニシリンがアレルギー症状を起こすことはよく知られています。数万人に一人の確率で重度のアレルギー症状であるアナフィラキシーを起こします。これがクスリの処方を決める医師や調剤する薬剤師が患者に対して、「アレルギーはありませんか」と尋ねる理由です。

ストレプトマイシンは真核細胞のミトコンドリアのタンパク合成を阻害します。したがって、投与量が重要です。人によって難聴や腎障害などを起こすことも知られています。このような、私たちにとってありがたくないクスリの作用を副作用と言います。副作用については、第8章でじっくりと考えましょう。

さらに厳しい選択毒性が求められるのは、ガンのクスリです。ガン細胞にとっては毒性があり、正常細胞には無害のものでなければ、ガンのクスリにはなりません。しかし、ガン細胞は正常細胞から変化したものなので、どうしても正常の細胞にも毒性を持つ可能性があり、ガン細胞にだけ毒性のあるクスリを開発するのは極めて難しいのです。ガン細胞に対する有効性と正常細胞に対する毒性が接近しているため、有効性と毒性を厳密に考えたクスリの投与が重要です。

このように、感染症やガンのクスリは選択毒性で説明できます。では他のクスリはどうでしょうか。アスピリンは解熱・鎮痛に対して有効なのですが、咳や下痢を止める作用はありませんし、胃潰瘍のクスリにもなりません。これがクスリの薬効の特異性です。

しかし、特異性にも限界があります。アスピリンは、人によっては胃痛や吐き気、過敏症などを起こすことがあります。また、頻度は低いのですが、貧血なども報告されています。ここにも副作用があります。

前章で「毒もクスリになる」ことを述べましたが、私たちに有効なクスリも量によっては毒になり副作用が出たりします。私たちは処方に従ってクスリを服用し、何かおかしいと思ったら、すぐに医師や薬剤師に相談することが大切です。

3 生物の多様性とクスリとの関係

多様な生物が相互に複雑に関連しながら、平衡がとれているのが地球です。太古から繰り返されてきた地球のサイクルの中で、人間は他の生物と闘い、また、薬用植物や抗生物質などの自然の恵みを得てきました。クスリの科学のためにも、私たちは生物の多様性を理解しておく必要があります。

生物の多様性と資源を守っていく必要性

太陽のエネルギーから緑色植物や植物プランクトンが酸素と糖を作り、草食動物とこれを捕食する動物によって食物サイクルができています。酸素と糖は炭酸ガスと水になり、再び植物に戻ります。動物によって排泄された有機物は、微生物、細菌、真菌などによって処理されるので、地球上にはほとんど残りません。もし微生物や菌がいなかったら、地球は恐竜の糞で埋まっていたでしょう。

生物の数は、知られているだけでも百数十万と言われています。そのうち、動物は一〇〇万種以上、その七割は昆虫が占めています。植物や菌類が五〇万種ほど、細菌が数千種以上とされています。すでに述べたように、抗生物質やアスピリンなどが見つかったのは、菌類、細菌、植物などからでした。

南北に長い日本列島には、亜寒帯から亜熱帯におよぶ気候と、山岳、森林、平野などさまざまな地形があり、多様な生物種が知られています。シダ植物と種子植物を合わせると七〇〇〇種が自生しています。近海には細菌から哺乳動物まで、三万種以上が確認されています。未知の生物も、一一万種以上と推定されます。

科学者はこのように多様な自然を調べ尽くしたのでしょうか。いいえ、まだまだです。たとえば、数十万種いる昆虫の中に、クスリになる化合物を作る虫がいるでしょうか。現在は「わかりません」と答えるしかありません。植物や菌類についても同じです。

さらに調べれば、有用な化合物を作る生物がいるかもしれません。多様な生物から学ぶことはまだまだあります。残念ですが、乱獲や地球温暖化によってすでに失われた生物もいます。

未来に生物の多様性を保持していくのは私たちの責任です。これを生命科学の立場から説いたのは、ウィスコンシン大学の生化学者、ポッター（V. R. Potter）です。生物学の英語であるバイオロジー（biology）からバイオ（bio）をとって、倫理学（ethics）に付け、バイオエシックス（生命倫理学）という新しい学問を提唱しました。生物の多様性に責任を持って、地球を現在のままの状態で次の世代に伝える学問、つまり地球の生き残りのための倫理学です。一九七一年に出されたポッターの著書『バイオエシックス』の表紙には、宇宙の暗闇に浮かぶ明るい地球とともに、未来への懸け橋（Bridge to the Future）という副題が書かれています（図4―2）。

生物の多様性が失われていくことへの警鐘として、絶滅種や絶滅危惧種をまとめた「レッドデータブック」が出版されています。また、多様な生物を遺伝資源として保護する、地道な努力も始まっています。このような努力を幅広く理解し、支援することが地球の将来につながるでしょう。私たちは、多様な生態系をそのままの状態で次の世代に伝えなければなりません。薬学を含む生命科学は、未来の地球を指向しています。

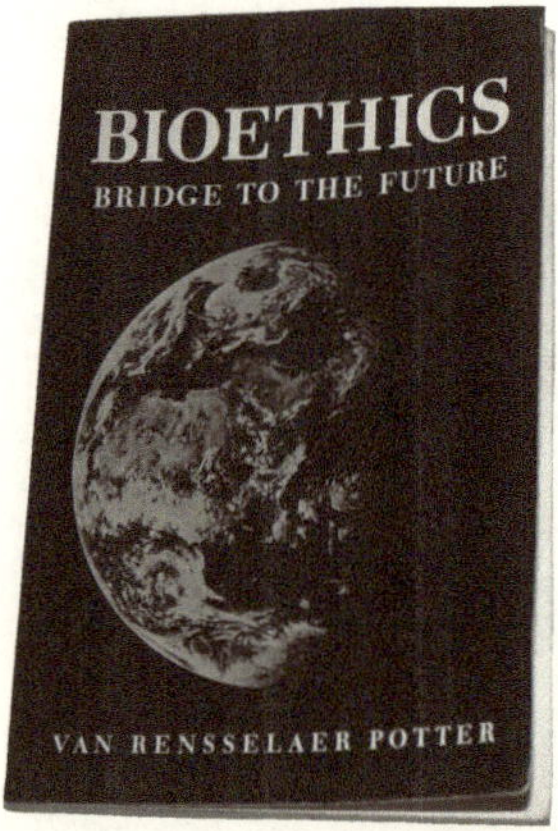

図4－2　生命倫理学の提案

薬学は多様性から考えていく学問

「多様性」は、クスリを考えるうえで欠くことができません。薬学は多様性、別の言い方をすれば、「違い」に注目した学問です。クスリと毒、主作用と副作用、細菌とヒト、老人と若者、健康と病気、男性と女性、ヨーロッパ人と日本人、などたくさんの「違い」を考える学問です。クスリと毒、細菌とヒトの違いについてはすでに述べました。

ゲノムの比較から、きわめてよく似ているとされるヒトとチンパンジーの間に病気や代謝の違いはあるのでしょうか。ヒトと類人猿との比較研究は、ヒトの知性、思考の起源、社会性などを理解するうえで重要です。人類学としても重要な分野でしょう。しかし、それだけではありません。ヒトにあってチンパンジーにない病気の研究は、ヒトの病気の理解や治療、クスリに結び付く可能性があります。実際にヒトとチンパンジーの免疫機構の違いが注目されています。気管支喘息、関節リューマチ、１型糖尿病の研究にチンパンジーが貢献する可能性があるのです。

さらに、最近の生物学の進歩によって、私たちはヒトの多様性に目を向けようとしています。たとえば、クスリの効き方や副作用の違いは、個体（個人）差という言葉を使って、一括して処理されてきました。しかし、ゲノム解析の進歩によって、個体差といった曖昧な解釈ではなく、遺伝子ＤＮＡから考えることが可能になりました。第８章で述べるように、その中にはクスリを代謝する酵素（薬物代謝酵素）の遺伝子の違いが含まれています。

4 クスリの身近な法律、薬事法

ここまでに薬事法という言葉が何度か出てきました。薬事法は、医薬品、医薬部外品、薬剤師、薬局などに関する規則を定めている法律ですが、私たちの日常にも身近なクスリの法律です。堅苦しくならないように短く簡潔に述べましょう。

明治二二年に制定された「薬品営業並薬品取扱規則」に始まり、多くの変遷を経て昭和三五年に現在の薬事法が整いました。その後、二十数回にわたって改正され、平成一八年の改正が最大と言われています。「医薬品」や「医薬部外品」などの定義や表示も定められました。

第一条には、薬事法の目的が書かれています。

「この法律は、医薬品、医薬部外品、化粧品、医療機器及び再生医療等製品の品質、有効性及び安全性の確保並びにこれらの使用による保健衛生上の危害の発生及び拡大の防止のために必要な規制を行うとともに、指定薬物の規制に関する措置を講ずるほか、医療上特にその必要性が高い医薬品、医療機器及び再生医療等製品の研究開発の促進のために必要な措置を講ずることにより、保健衛生の向上を図ることを目的とする」

簡単に言えば、この法律の目的はあくまでも「医薬品等の安全性を確保する」ことなのです。

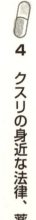

薬事法が対象としているのは、医薬品、医薬部外品、化粧品、医療機器、再生医療等製品であり、規制によって、国民を保護することを目指しています。法律の目的は、条文から次の三つに集約されます。

①規制対象物の品質、有効性、安全性を確保すること
②指定薬物の規制に関する措置を講ずること
③特に必要性が高い医薬品、医療機器および再生医療等製品の研究開発の促進

これら三つの目的を達成するために、医薬品の定義と分類、取扱規定、再審査、再評価、広告のほか、医薬品販売業、薬局の許認可、構造設備等に関する規定などが決められています。また、作用が強く危険防止の必要性の高い毒薬や劇薬、処方せん医薬品等の取扱規定も定められています。

医薬品の製造に関しては、臨床試験や製造販売の承認申請、臨床試験について詳細に定めています。さらに、製造販売業者は品質・製造販売、安全管理のために、責任者として薬剤師を置かなければならないことが明記されています。

平成一七年の改正では、安全性確保の充実をはかるため、製造業が、製造分野の製造業と市場供給分野の製造販売業に分けられました。

さらに平成一九年には、他の法律で取り締まれない薬物を指定薬物として、規制を強化しました。大麻やキノコ類の幻覚剤、「脱法ドラッグ」などの乱用が社会問題となっており、これらの薬物を「中枢神経系の興奮、抑制、幻覚の作用を有し、人体に使用された場合に保健衛生上の危害が発生するおそれがある」として「指定薬物」に定め、製造や販売の停止ができるようにしました。このように、脱法ドラッグなどの乱用にも迅速に対応しています。

薬局に対しては、利用者が選択できるように、医療提供施設としての情報開示を義務付けています。平成一九年度から平成二一年度にかけての施行では、販売制度の規制を緩和しています。

平成二六年一一月に「薬事法等の一部改正に関する法律」が施行され、この法律によって、薬事法は「医薬品医療機器等法」（略称）と呼ばれることになりました。正式名称は「医薬品、医療機器等の品質、有効性及び安全性の確保等に関する法律」となっています。法律の内容を明らかに反映した名前ですが、あまりにも長いので、本書では、歴史的な「薬事法」という名前を使います。

この改正によって、すべての一般用医薬品のインターネット販売が可能となりました。さらに、iPS細胞などを用いる再生医療の実用化に向け、医薬品や医療機器の安全強化が規定されました。

5　約一三〇年の歴史を持つ日本薬局方

薬事法は平成二六年に改正されましたが、その第四一条に、「厚生労働大臣は、医薬品の性状及び品質の適正をはかるため、薬事・食品衛生審議会の意見を聴いて、日本薬局方を定め、これを公示する」と書かれています。薬事法が定めた日本薬局方は、簡潔に薬局方あるいは局方と呼ばれてきました。局方という言葉は、平安末期に伝わり明治初期まで利用されていた中国宋代に刊行された『和剤局方』を起源とする説や、薬典という言葉を「方」と記載したことに由来するという説があります。

日本薬局方には一三〇年ほどの歴史があります。江戸時代の蘭方医・中川淳庵《じゅんあん》がオランダの都市薬局方「アポテーキ」を翻訳した『和蘭（オランダ）局方』がもっとも古いと言われています。その後、陸軍、海軍それぞれに「軍医療局方」や「軍医療薬局方」が英国薬局方を参考に編集されました。一八七七（明治一〇）年には、オランダ薬局方など欧米の薬局方を参考に草案が作られ、一八八六年六月に初版「日本薬局方」が公布されました。国が定めた薬局方としては、世界で二一番目のものです。

日本薬局方は、医薬品の開発、試験技術の進歩に伴って改訂が重ねられ、今日に至っています。

現在は二〇一一年に第十六改正日本薬局方が公示されています。

内容は、通則、生薬総則、製剤総則、一般試験法、医薬品各条から構成されており、収められている医薬品は日本国内で汎用されているものが中心となっています。現在の第十六改正版には一七六〇品目あまりが記載されています。

アスピリンのように長い間使用され、医薬品としての実績や歴史のあるものに加えて、ゴマ油やオリーブ油なども収められています。これらは医薬品を製造する過程で用いられることが多く、品質の確保が必要です。ゴマ油やオリーブ油は食用にも使われていますが、食用の場合は局方の規定に一致する必要はありません。局方品には容器に「日本薬局方」という文字を表示することが義務づけられています。調剤や製剤等に使用されるデンプン、乳糖、添加物なども、局方に「医薬品」としての規格が定められています。

局方は行政の立場からは、承認審査時の品質審査の基準、監視指導での品質確保の標準書として、製薬企業の立場からは医薬品開発における品質規格の科学的・技術的水準を示すものです。日本薬局方には、医療に使われているすべての医薬品が収載されているわけではありません。画期的な新薬や諸外国ですでに広く利用されている重要な医薬品を、早期に日本薬局方に収めることが課題です。

Pharmaceutical Sciences

第5章

感染症の過去と現在

「クスリを知る旅」は、ほぼ半分までできました。第4章でクスリの概念を大きく変え細菌との闘いに強い武器となったサルファ剤や抗生物質などについて見てきましたが、感染症との闘いは終わったと言えるのでしょうか。いいえ、現在もこの闘いは終わっていません。新しく問題になっている感染症と対決しなければならないからです。そこで、第5章と第6章では現代の病気とクスリについて考えます。感染症の歴史を振り返り、現代の感染症について見ていきましょう。

1 感染症との闘い

黒死病の原因菌の証明に六六三年を要した

古代から、ヒトはいろいろな生物と闘ってきました。特に、目に見えない微生物や細菌、ウイルスとの闘いは壮絶でした。いわゆる感染症です。歴史をひもとくと、一四世紀半ば、ヨーロッパ全土で黒死病の大流行がありました。記録によれば、一三四八年から二年の間に、ロンドンの人口の三分の一から二分の一が死亡しました。

二〇一一年になって、何千人もの黒死病の死者が埋葬されたロンドンのイースト・スミスフィールドの墓地の遺骨から細菌が回収され、その遺伝子とゲノムが再構築されました。現在も地球上に存在するペスト菌一七株の系統樹の根本に、黒死病の菌が位置したというのです。黒死病の原因がペスト菌であるとはっきりと証明されたのは、なんと六六三年後の二一世紀になってからなのです。

イタリアのフィレンツェでも、人口が半減するような大流行がありました。一三四〇年には七万五〇〇〇人、一三八二年には六万人の死者が記録されています。

これに対して、同じイタリアのベネツィア共和国では、感染症に対する適切な処置が取られていました。感染が国内におよぶのを防ぐため、黒死病の潜伏期間を考慮して、入国する船は港にある島に停泊させ、四〇日を過ぎないと入国を許しませんでした。現在の空港にある検疫所は、quarantine station と呼ばれていますが、quarantine はベネツィア方言の四〇日間が語源となっています。

黒死病の研究は、現代における感染症の流行に対処するうえで役立っています。では、医療や細菌学の進歩によって、一四世紀のロンドンのように、感染症が猛威を振るうことはないのでしょうか。いいえ、適切な処置をしないと大流行が起こる可能性があります。二〇一四年にアフリカで起きたエボラ出血熱の流行は、私たちに大きな警鐘となっています。ごく最近では、韓国で中東呼吸器症候群（ＭＥＲＳ）の感染が拡大し問題になったのは記憶に残っているでしょう。

細菌学の開祖コッホの業績

一九世紀末から二〇世紀初頭、感染症に対する闘いに目覚ましい進歩がありました。サルファ剤や抗生物質ができる前のことになりますが、クスリを考えていくうえで大切なので、細菌学の開祖と言われるコッホ（R.Koch）の仕事を中心に人類と細菌の闘いを見ておきましょう。

二〇一〇年代になっても中南米で多数の感染者が出ているコレラ菌は、一九世紀後半にコッホによって発見されました。コレラ菌に感染すると、毒素の作用によって、ナトリウムイオンと塩素イオンが小腸の細胞から漏れ出し、体内の水分が排出され、脱水状態になります。したがって、感染した場合には抗生物質による治療と同時に水分を補うことが大切です。

コッホは、一八八一年に細菌を純粋に培養する方法を開発し、炭疽菌、結核菌、そしてコレラ菌などを分離し、病原細菌の同定法を提唱しました。Ｔを結核という病気（Tuberculosis）、ＭｔをＭ結核菌（*Mycobacterium tuberculosis*）とすると、次のように説明されます。

Ｔという病気の病変部である肺には、Ｍｔという細菌が認められますが、他の病気では認められません。Ｍｔを純粋に培養して動物に接種すると、Ｔという病気になり、Ｍｔが再び取り出せます。この原則を経て、伝染病の原因になる特定の細菌が証明され、多様な病原菌の発見につながりました。

コレラ菌に続いて、破傷風菌とペスト菌が一八八九年と一八九四年に北里柴三郎（伝染病研究所、後に北里研究所、慶応大学医学部）によって、赤痢菌が一八九八年に志賀潔《きよし》（伝染病研究所など）によって発見されました。赤痢菌の学名はシゲーラ（*Shigella*）、感染症はシゲローシス（赤痢）と呼ばれています。いずれも、発見者である志賀の名前に由来しています。

一九〇八年、六五歳のコッホが高弟・北里柴三郎を伝染病研究所（現：東京大学医科学研究所）に訪ね日本に四〇日間ほど滞在し、大歓迎を受けたことが、当時の軍医総監・森鷗外の日記に記されています。そして上野の音楽堂で講演し、「学会における新問題を捉えて、自家創見の学説と研究方法を示さんとする学者的態度は省みてわれわれの範とすべきものである」と述べたことを、志賀潔が記録しています。自らの「新しい研究成果（自家創見）」を発表するという態度は、現代の科学者にも受け継がれています。

また、二〇世紀初頭にロシアの学者メチニコフ（Ilya Mechnikov、パスツール研究所）がコッホの業績について次のように書いています。

「コッホの結核菌に関する報告を読むにおよんで、真の崇拝に変わった。その業績は、長い年月の間、人類のもっとも恐るべき敵の神秘で覆われた幕を、突如として引きさいた。今度こそ病毒の性質（人工培地に培養しうる微生物）を知り尽くすことにより、人は結核と闘うことができるのである」

コッホの業績はまさに病毒の性質を知り尽くしたことでした。この記事を書いたメチニコフは、食細胞の生体防御における役割を見つけ、免疫細胞説でノーベル生理学医学賞を受賞し、今日の免疫学につながる業績を上げています。

このように、微生物を知ることは、感染症との闘いの勝利に向けての第一歩でした。これにより、細菌を取り扱う技術が確立し、感染症の予防と治療につながったのです。このことは、すでに述べたサルファ剤やペニシリンに代表される化学療法剤と抗生物質の発見、そして医療への応用は軌を一にしています。それぞれがどの菌の増殖を阻害するかを明らかに示せるようになり、結核、チフス、赤痢などの死亡率が二〇世紀半ばを境に激減しました。

しかし、微生物は化学療法薬や抗生物質に対する耐性を獲得し、人類に挑戦してきますから、細菌との闘いは現在も続いています。研究者は耐性の機序を研究し、クスリの構造を変えることによって対抗しています。現代でもペニシリン系抗生物質に耐性を獲得した黄色ブドウ球菌(MRSA)は、院内感染の原因菌として問題になっています。毒性は弱い菌ですが、ほとんどの「化学療法薬」が効かないので、体の弱っている人、高齢者、乳幼児や手術後の患者など、免疫力が弱かったり低下している人に感染すると発病し、ひどい場合には死亡することがあります。「バンコマイシン」という抗生物質が効果を現していますが、これに対しても耐性を持つ菌が見つかっています。

2　インフルエンザウイルスと闘う

冬になると、インフルエンザが話題になります。二〇世紀には一九一八〜一九一九年のスペイン風邪から始まって、一〇〜二〇年間隔で、インフルエンザが世界で爆発的に流行しました。鼻炎、喉の痛みから、気管支、肺などにも炎症がおよびます。三九度以上の高熱、倦怠感、筋肉・関節痛などの全身症状があり、抵抗力の弱い乳幼児や高齢者が感染すると重症化します。

インフルエンザワクチンを作る

インフルエンザの原因であるインフルエンザウイルスにはA型、B型、C型の三種があります。A型は突然変異を起こしやすく、感染力が強いため、大きく変異すると大流行になります。B型やC型は変異しにくく、大流行することはないと言われています。くしゃみや咳によって、ウイルスが空気中に飛散し、ヒトからヒトへと伝染します。潜伏期間は平均三日ほどで、その間に体内でウイルスが盛んに増殖します。乾燥と低温を好むので、日本では冬に猛威を振るいます。

インフルエンザの予防には「インフルエンザワクチン」が接種されます。現在用いられているワクチンはA新型、A香港、B型の三種のウイルスに対応しています。ワクチンの接種で、感染や発病を確実に阻止する効果は期待できませんが、高熱などの症状を軽くし、重症化を防ぐことができます。

ウイルスは細胞の中でしか生きられません。毎年、厚生労働省から流行予測株が発表されると、ワクチン製造用にインフルエンザウイルスの増殖工場として、数百万個の受精鶏卵が用意されます。ワクチンを調製するには、遠心分離を中心とする方法で鶏卵からウイルスを分離し、エーテルで不活化します。そこから、HA抗原（ウイルスが呼吸器系細胞に結合する時に使われる部分）を精製し、安全性と有効性を確認したうえで国家検定に合格したものが予防接種されるワクチンとなります。

近隣諸国において継続的に発生している高病原性のH5N1型・鳥インフルエンザウイルスは、伝染性と致死性が非常に強く、養鶏業者にとって脅威となっています。現在のところ、ヒトからヒトへの感染は報告されていませんが、ヒトに感染するように変異して、新型インフルエンザとして大流行する危険もあります。予防対策が遅れると、国内で六〇万人、世界で一億人以上が犠牲になるという予測もあります。

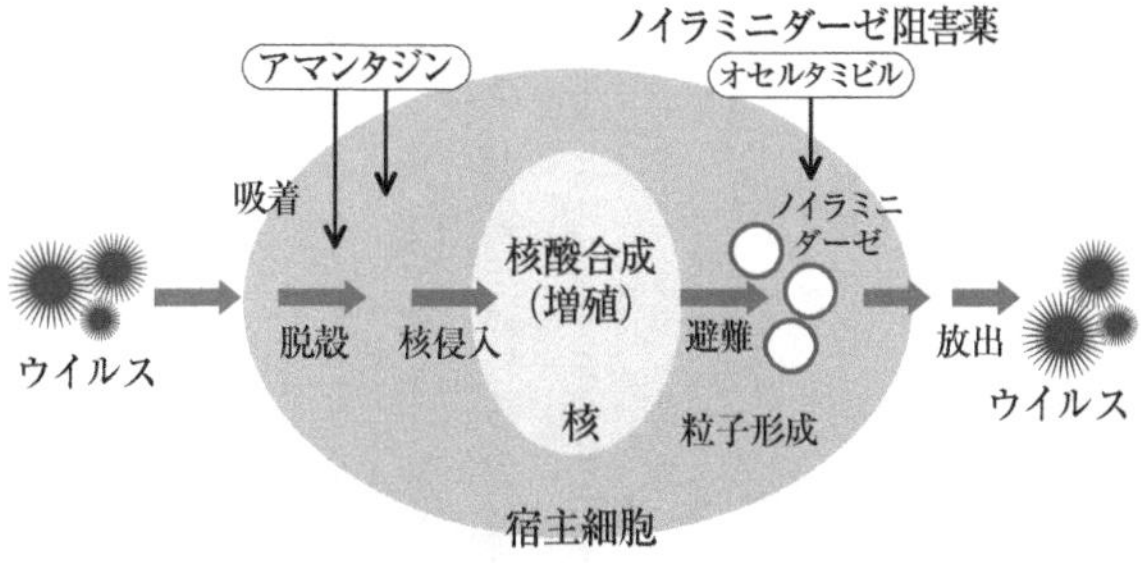

図５－１　インフルエンザウイルスの増殖とクスリ

ヒトでの流行が確認された時点でワクチンを製造するのでは手遅れです。そこで、鳥感染ウイルス株や、感染が小規模で収まっているヒト感染型からワクチンを製造し、予防接種するための態勢が国内外でとられています。

インフルエンザのクスリ

インフルエンザの治療にはどのようなクスリが使われているのでしょうか。ウイルスは細胞内で増殖し、自分の遺伝子から作った「ノイラミニダーゼ」という酵素を使って細胞から外へ出ていき、次の細胞に感染します。このノイラミニダーゼの触媒部位に高い親和性を持つ化合物を理論的にデザインして作り出されたのが分子標的薬タミフルです。タミフル（オセルタミビル）やリレンザ（ザナミビル）はノイラミニダーゼを特異的に阻害し、ウイルスの増殖を防ぎます（図５―１）。A型・B型インフルエンザウイルスに対して有効ですが、他のウイルスには無効です。ヒトもノイラミニダーゼを持っていますが、ウイルスのものとはアミノ酸配列が大きく違うため、これらのクスリはヒトの酵素を阻害しません。

インフルエンザウイルスは自分を覆っている膜とヒトの細胞の形質膜とを融合させ、細胞質に侵入します。さらにウイルス遺伝子は細胞質から核へと移動します。この過程を阻害するのが、もう一つの抗インフルエンザ薬「アマンタジン」であり、A型インフルエンザに効果を示します。

ウイルスが増えてしまってからでは、クスリの効果は期待できません。早期に対応して、発症から四八時間以内に投与を開始することが重要です。しかし、日本だけで世界のタミフル消費量の約七五パーセントが処方されており、投与対象以外にも処方されている可能性が指摘されています。

3　胃酸、そしてピロリ菌と闘う

胃潰瘍や胃ガンの発症には、胃酸の分泌と情報伝達のメカニズム、そして細菌が関係しています。摂食に伴って胃の内部は強酸性になります。酸を分泌するのは胃の表面にある壁細胞と呼ばれる細胞です。この細胞は炭酸ガスと水から、水素イオンと重炭酸イオンを作ります。この水素イオンを分泌するのが、形質膜にある胃酸分泌酵素（ATPアーゼの一種）です。この酵素はA

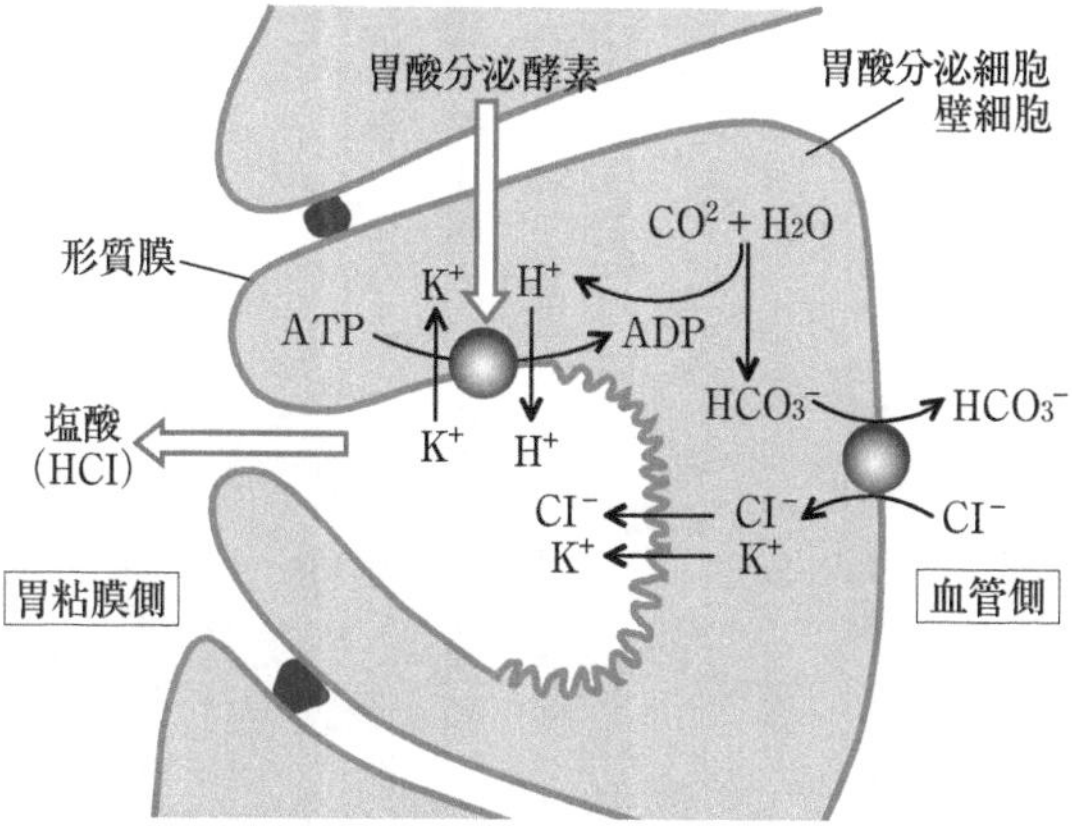

図５－２　胃の細胞が酸を分泌

ＴＰの加水分解エネルギーを使って、水素イオン（酸）を細胞の外に出し、代わりにカリウムイオンを内部に入れます（図5―2）。胃酸分泌酵素は構造から遺伝子まで、心筋症のクスリ、ジギトキシンが作用するナトリウム・カリウムポンプとよく似ています（第3章参照）。

一九九〇年代前半までに、阪大（当時）の前田正知らによって、胃酸分泌酵素の遺伝子とメカニズムが分子生物学から明らかにされ、この酵素がどうして胃にだけあるのか、そのメカニズムに迫る研究が行われています。

胃酸分泌を抑えるクスリ

胃酸分泌が亢進すると、胃潰瘍や急性または慢性の胃炎、胃酸過多症などになります。胃潰瘍を治療するには、酸を化学的に中和するクスリがあればよいと考えられたこともありました。しかし、これは本質的なクスリではありません。胃の疾患に対して大きな進歩となったのは、酸分泌を直接的または間接的に阻害するクスリが開発されたことでした。

ヒスタミンが酸分泌細胞の受容体に結合すると、胃酸分泌酵素が形質膜に移動して酸を分泌します。この情報の伝達を阻害するクスリとして登場したのがシメチジンです。ヒスタミンに似た化合物であるシメチジンが受容体に結合すると、胃酸分泌酵素が移動できなくなり、酸分泌は阻害されます。シメチジンは第3章でも触れましたが、H2受容体拮抗薬と言われるクスリで、受容体からの情報伝達に作用します。これに対し、胃酸分泌酵素そのものを阻害するクスリとして開発されたのが、オメプラゾールです。これは酸性の胃において構造を変え、細胞の外側から胃酸分泌酵素に結合します。これによって、酵素はエネルギー（ATP）を使えなくなり、酸の分泌ができなくなるのです。

この二つのクスリは、胃酸が原因となる病気の治療に役立っています。

強酸の中で生きるピロリ菌の発見

胃の内部でもう一つ重要なのは細菌です。腸の中と違って強酸性になる胃の内部には細菌はいないはずだ、というのが常識でしたが、約一〇〇年前の日本で、この常識を破る発見がありました。小林六造《ろくぞう》（北里研究所）は一九一九年にネコの胃の粘膜にラセン状の細菌を発見し、この菌がウサギの胃に潰瘍を起こしたと報告しています。しかし、そんな菌がいるはずはないと欧米の研究者に否定され、小林の研究はまったく注目されませんでした。

それから六〇年以上経った一九八二年にオーストラリアのウォーレン（R. Warren）とマーシャル（B. Marshall）が胃の内部に生息する菌を再発見し、胃の幽門（pylorus）で発見された細菌としてヘリコバクター・ピローリ（*Helicobacter pylori*）と命名しました。直径が〇・五マイクロメートル（μm：一〇〇万分の一メートル）、長さが二・五〜五・〇マイクロメートルで、ラセン状に二、三回ねじれている、いわゆるピロリ菌です。この発見で、ウォーレンとマーシャルは二〇〇五年にノーベル生理学医学賞を受賞しています。同じ細菌が半世紀以上前の日本で発見されていたのは誇るべきことですが、小林の研究が世界で注目されなかったのは残念です。

なぜピロリ菌は胃の中で生きられるのでしょうか。ピロリ菌は酸性条件のもと、ウレアーゼという酵素で尿素を分解してアンモニアと二酸化炭素にします。このアンモニアによって自分の周囲の酸性を中和し、抜け目なく生きられる環境を作ります。また、ピロリ菌はアンモニウムイオンに集まる性質があるので、たくさん集まってきます。そこで、さらに尿素が分解され、胃の中にアルカリ性の部分が広くなり、菌が増殖します。見事な戦略ですね。しかしピロリ菌はこの戦略だけで胃の中で生育できるのか、酸をはき出す能力はないのか、さらに菌の作る毒素の作用は何かなど、まだまだ未解決の部分は多く残されています。

ピロリ菌を退治する

ピロリ菌に感染すると、菌の分泌する毒素が胃の表面の細胞に空胞を形成し、胃炎、消化性潰瘍、さらには胃ガンの原因になると考えられています。除菌すれば胃粘膜は元に戻り、酸分泌が回復します。

世界の人口の半分がピロリ菌の保菌者であり、保菌者の五〇パーセントが萎縮性胃炎、胃潰瘍、十二指腸潰瘍などの疾患となっていると推定されています。胃潰瘍の患者の九〇パーセントはピロリ菌に感染しており、日本では胃ガンの九八パーセント以上はピロリ菌に由来するとも考えられています。この考えは、除菌によって胃ガンの発生が低下することから支持されています。

ピロリ菌の産生する毒素によって、細胞と細胞の接着が損なわれます。上皮細胞が剥がれ、保護を失った胃壁が酸や消化酵素のペプシンによって攻撃を受け、消化性潰瘍になることが証明されていました。

胃カメラを用いた診断でピロリ菌が検出された場合には、胃炎、消化性潰瘍、さらには、胃ガンの予防のために、薬物を使って積極的にピロリ菌を退治することが必要です。日本では、マクロライド系抗生物質「クラリスロマイシン」、ペニシリン系抗生物質の「アモキシシリン」、オメプラゾールのような胃酸分泌を阻害するクスリの三つを併用することによって治療が行われます。

一九九〇年代後半まではピロリ菌の除菌率は八〇～九〇パーセントでしたが、最近では七〇パーセントくらいに落ちています。これは、菌がクラリスロマイシンに対して耐性になったためです。また、ヒトの遺伝子の違いによっても除菌率に差が出ます。

第8章で述べますが、ヒトの肝臓では、胃酸分泌酵素の阻害剤をはじめ各種のクスリが代謝されます。代謝能力には個人差があり、この能力の高い人は、阻害薬をすぐに壊してしまい、胃酸の分泌が抑えられません。さらに抗生物質が胃酸によって壊されて除菌効力が下がります。このように、代謝する能力の高い人が、日本人では約三五パーセントもいるようです。

そこで、患者の遺伝子とピロリ菌を採取し、患者の薬物代謝酵素と菌のクラリスロマイシンに対する耐性を調べます。代謝酵素の強い人やクラリスロマイシンに耐性の菌を持っている人に対しては、胃酸分泌を阻害するクスリや抗生物質の服用量と回数を増やしたり、服用期間を延長したりして治療しなければなりません。

Pharmaceutical Sciences

第6章

長寿社会とクスリ

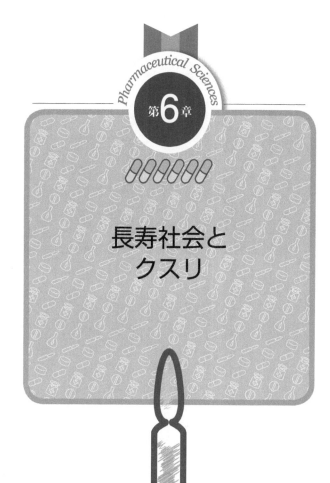

医療の進歩によって、現代人は人類の歴史上で奇跡とも思えるほどの長命になっています。日本人の二〇一三年の平均寿命は、男性が約八〇歳、女性が約八七歳と言われています。長寿は喜ぶべきことではありますが、私たちが今まで考えなくてもよかった問題が出てきました。そこで、長寿社会における病気とクスリについて考えましょう。

1 長寿社会と病気

すでに述べましたが、抗生物質や化学療法剤、ワクチンの開発、衛生環境の改善、医療技術の進歩、栄養状態の改善などによって、感染症による死亡率は急速に低下しました。これが日本を長寿国にした大きな理由の一つです。その代わり、私たちが闘わなければならなくなったのは、長寿社会に特有の病気と社会問題です。

飽食の時代に現れた病気

人類が誕生したのは約七〇〇万年前と言われています。狩猟採集生活から農耕が始まったのはわずか一万年前です。人類は長い間、厳しい自然環境の中で飢えと闘ってきました。何日も動き回ってやっと食物を得るという生活だったでしょう。

飢えの時代を生き延びてきた人類には、そのために必要な装置が組み込まれています。体内に血糖値を高めるホルモンは複数存在していますが（グルカゴン、アドレナリン、糖質コルチコイド、成長ホルモン、甲状腺ホルモンなど）、血糖値を下げるホルモンはインスリンだけです。飢餓生活に適応していた人類は血糖を下げる必要はなかったのです。また、動くことによって体内の脂肪を燃焼させ、エネルギーに換える装置はありますが、体内に蓄積した脂肪を有効に処理する装置はありません。これも飢えの時代には必要なかったのでしょう。

しかし現代は飽食の時代となり、運動不足も伴って、私たちはさまざまな病気に見舞われています。三大死因であるガン、心疾患、脳卒中は、飲酒や炭水化物・脂肪の過剰摂取などの食生活、運動不足、喫煙、ストレスなどの生活習慣が大きく関係します。また、動脈硬化や高血圧、糖尿病なども生活習慣病であり、これらは内臓に蓄積した脂肪が原因となることが分かってきました。内臓脂肪型の肥満は、三大死因を含むさまざまな病気を引き起こします。このような状態はメタボリックシンドロームと呼ばれます。極端な言い方をすれば、古代の人々は飢えと厳しい自然環境が原因で死んでいったのに対し、現代人は、飽食と恵まれた生活環境が原因で死んでいるのです。

老化が原因の病気

では、生活習慣病を克服できれば、ヒトは永遠に生きられるのでしょうか？

正常細胞の分裂回数には限りがあり、ヒトの細胞では五〇回程度の分裂が限界と言われています。したがって、私たちは永遠には生きられないように運命づけられています。細胞の分裂回数を決めるのは、テロメアと呼ばれる染色体の末端部分の長さです。

テロメアは、細胞が分裂するたびに短くなり、ある長さに達すると、分裂が止まるように制御されています。これが寿命を制御する時計として機能しているのです。ガン細胞は、テロメアの末端を伸長させる酵素テロメラーゼの活性が高まっているため、無限に増殖することができます。

ヒトの老化は何によって引き起こされるのでしょうか。ヒトの老化が細胞の老化と直接関係しているか否かについては、まだ、はっきりした結論は出ていません。老化した個体の細胞ではテロメアが限界まで短くなっているという証拠はないからです。おそらく細胞の分裂が止まるよりも早くヒトは寿命を迎えているのでしょう。

老化の原因として有力なのが酸化ストレスです。食物を体の中で必要なエネルギーに換えるには、糖（グルコース）、脂肪などの栄養物質を燃やす、すなわち「酸化」が必要です。酸化の途中で、酸素は他の分子との間で電子を受け渡すことにより、活性酸素と呼ばれる不安定な物質となる過程があります。つまり、生命活動を営む限り活性酸素ができます。通常、私たちは活性酸素を消去したり、無毒化したりする機能を持っているので問題にはなりませんが、この機能は年齢とともに低下します。活性酸素は他の分子を酸化する能力が非常に高いので、体内の分子を酸化し、障害の原因をつくります。

「酸化反応により引き起こされる生体にとって有害な作用」である酸化ストレスは、シワ、白髪などを生じる老化の要因の一つと考えられています。過度の運動やストレス、喫煙などの生活習慣や、慢性の炎症なども、活性酸素を生成して身体のバランスを崩し、酸化ストレスの要因になると言われています。しかしそれが直接の原因かどうかは、さらに解析する必要があります。アルツハイマー病（後述）、白内障、骨粗鬆症などは、明らかに老化が引き金となっています。

超高齢社会を迎え、医学や薬学が目指しているのは永遠の命ではなく、生命の延長による寝たきり高齢者を増やさないことでしょう。現代の病気に対して、薬学はこれからもっと力を入れていく必要があります。QOL（Quality of life：生活の質）を向上させ、健康寿命を上げるにはどうしたらよいかは、薬学が挑戦していることの一つです。

2　糖尿病とクスリ

糖尿病、高脂血症、高血圧症、ガン、アルツハイマー病などが長寿社会において私たちの健康、そして死因に関わっています。まず、糖尿病から考えましょう。

日本では、糖尿病は四〇～五〇年前はあまり話題になりませんでした。欧米型の食生活になり、過食、運動不足、肥満、ストレスなどが発症の原因となって、糖尿病が社会問題になってきました。

一九九四年に日本で開かれた国際糖尿病会議の記念切手には、インスリンの結晶と藤原道長の肖像が描かれています。インスリンは糖尿病に関わる重要なホルモンであり、結晶化できたことは糖尿病治療において大きな進歩でした。平安時代の太政大臣・藤原道長が描かれているのはなぜでしょうか。糖尿病は飲水病、口渇病と呼ばれ、やたらと水を飲む病気とされていました。古くは貴族や金持ちの病気だったようです。道長には過食過飲や肥満など発症の要因に加えて遺伝的な背景もありました。病歴に関する資料から、道長は糖尿病による白内障だったと考えられています。

二つの糖尿病と治療方法

では、糖尿病とはどんな病気なのでしょうか。健康診断の検査項目の代表として血糖値（血液中のグルコース濃度）があります。血糖値の高い状態が続くのは、インスリンの作用が低下しているのが原因です。これによって、全身の細小血管（毛細血管、細動脈、細静脈を含んだ血管）を構成している内皮細胞が障害を受け、血管収縮、動脈硬化、血栓形成などが起こり、網膜症、腎症、神経障害などを発症します。心筋梗塞や脳梗塞の発症率も増加します。

糖尿病は大きく次の二つに分類されます。

①インスリンを分泌する膵臓のベータ細胞が破壊されて発症する1型糖尿病。

②インスリンの分泌が不十分だったり、過食・肥満、運動不足、加齢などによってインスリンの効き方が悪くなること（インスリン抵抗性）が原因となる2型糖尿病。

日本で急増し問題となっているのは、2型糖尿病です。1型糖尿病は、インスリンを注射する以外に治療法はありません。2型糖尿病では、食事療法・運動療法を試みても血糖値が下がらない場合は経口血糖降下薬を用います。それでも効果がない場合はインスリンを注射することによって治療します。食事療法は、摂取カロリーを少なくし、肥満を解消することでインスリン抵抗性を改善するものです。運動療法は肥満を解消してインスリン抵抗性を改善するだけでなく、食後の高血糖を抑え、筋肉がインスリンなしに糖を取り込む効果があります。

経口血糖降下薬の種類と原理

膵臓にはランゲルハンス島と呼ばれる細胞の集団があり、そこに存在するベータ細胞から、インスリンが分泌されます。糖尿病のクスリはこの分泌に関与します。2型糖尿病で用いられる経口血糖降下薬は、その作用からインスリン分泌促進薬、インスリン抵抗性改善薬、糖吸収調節薬の三つに分けることができます。

インスリン分泌促進薬には、スルホニル尿素薬と速効型インスリン分泌薬のグリニド薬があります。どちらも、ベータ細胞のスルホニル尿素の受容体に結合して、インスリン分泌を促進します。最近、インスリン分泌促進薬にインクレチン関連薬が加わりました。食事に伴って血糖値が上がると、消化管から出されるインクレチンは、ベータ細胞からのインスリン分泌を促進します。したがって、インクレチン関連薬は、血糖値が高いときにだけインスリン分泌を促進します。

インスリン抵抗性改善薬には、ビグアナイド薬とチアゾリジン誘導体があります。どちらもインスリンの標的組織（骨格筋、脂肪、肝臓）においてインスリンの作用を増強し、インスリンに対する感受性を高めます。

糖吸収調節薬は、小腸でグルコースを生成するα-グルコシダーゼの作用を阻害し、糖の消化と吸収を遅らせ、食後の急激な血糖上昇を抑えます。

このように三種類のクスリの原理はまったく異なります。さらに、尿への糖の排泄を促進するSGLT2阻害薬も開発されています。

インスリンの発見と開発

インスリンが糖尿病治療の切り札であることは理解できたでしょうか。インスリンが発見されたのは一九二一年です。トロント大学医学部のF・バンティング（Frederick G. Banting）とC・ベスト（Charles Best）が、ランゲルハンス島の抽出物を糖尿病のイヌに静脈注射したところ、血糖値が下がりました。この抽出物は、島（ランゲルハンス島）のラテン語インスラ（insula）から、インスリンと呼ばれるようになりました。発見の翌年には、糖尿病患者L・トンプソン少年にインスリンが投与され、命を救うことができたのです。これら一連の業績によって、バンティングは、一九二三年にノーベル生理学医学賞を受賞しました。

インスリンは、二一のアミノ酸からなるA鎖と三〇のアミノ酸からなるB鎖が、二ヵ所のジスルフィド結合で結び付いています（図6―1）。この構造を解明したF・サンガー（Frederick Sanger、英国・MRC分子生物学研究所）は、一九五八年にノーベル化学賞を受賞しました。

治療に用いるインスリンは、初めはウシ、ブタなどの動物から抽出・精製したインスリン製剤

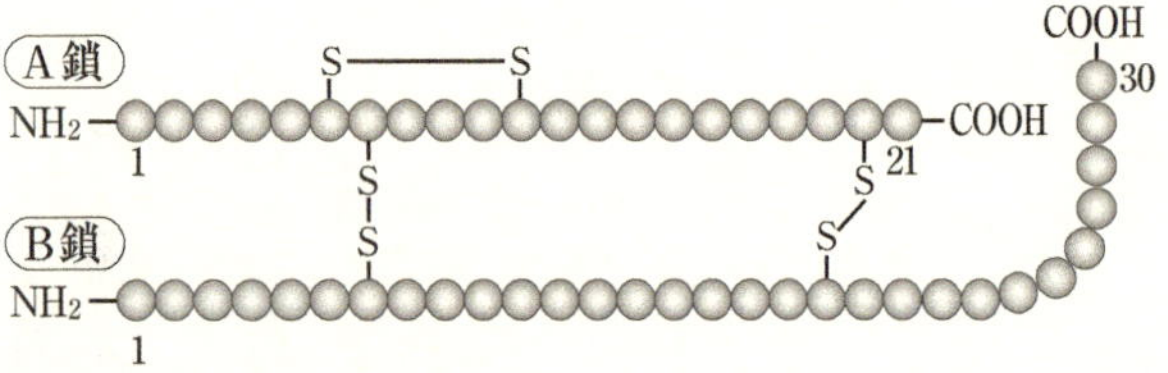

図6－1　インスリンの構造

でした。現在では遺伝子工学の技術を用いて作られたヒトのインスリンと、これを人工的に少し変えたものが使われています。

インスリンは口から飲むとすぐに分解されてしまうので、皮下注射によって投与します。溶液中では六つの分子が結合していますが、皮下に注射すると、二分子が結合した二量体や、一分子だけの単量体となって、血管から吸収されます。したがって、吸収可能な形になるまでの時間を考えて、食事の三〇分前に注射する必要があります。これを考慮して、速く効果が出る速効型のインスリン製剤（インスリンリスプロ、インスリンアスパルト）が開発されました。作用発現時間は一〇～二〇分くらいで、それぞれヒトのインスリンのアミノ酸を二つまたは一つ取り替え、二量体や単量体で存在するようにしたものです。

また、結晶化し、作用が持続するようにしたＮＰＨ（Neutral Protamine Hagedorn）、持続時間が長くなるように開発された持効型溶解インスリンがあります。

インスリングラルギンは、アミノ酸を取り替えたり追加したものです。皮下注射後に沈殿し、徐々に溶けながら毛細血管から吸収されるので、作用時間を長くすることができます。インスリンデテミルは組織や血中で滞在する時間が長くなるようにしたもので、インスリンの中のアミノ酸の一つであるリジンに脂肪酸を付加することで、脂肪酸部分で血中や組織のアルブミンと結合しやすくなります。

インスリンによる治療の基本は、血中インスリンの変動を健康な人に近づけることです。このようにいろいろな工夫によって、作用時間が異なる各種のインスリン製剤が開発され、それを単独または組み合わせて投与することで、より厳格な血糖の調節ができるようになりました。

3　脂質異常症と予防

動脈硬化症の予防

動脈硬化症は、血管壁、特に動脈壁が厚くなり、弾力性を失いもろくなる疾患で、老化に伴って発症し、他の多くの病気の原因にもなります。

若い人の血管は伸び縮みが容易で、柔軟性を持っていますが、年齢とともに柔軟性が失われ、さらに血管壁が厚くなるので、内腔が狭くなります。いわゆる動脈の老化です。この病気は命に直結しているにもかかわらず、自覚症状がないので危険です。食生活、運動不足、遺伝が原因で、若いときから動脈硬化を発症することもあります。動脈硬化が関連している心疾患と脳血管障害は、日本人の死亡原因の第二位と第四位になっています。両方を合わせると、第一位の悪性腫瘍（ガン）の死亡者数に匹敵します。

動脈硬化症は血管の状態から、①粥状《じゅくじょう》硬化、②細動脈硬化、③中膜石灰化硬化の三つに分けられます。いずれも血液が通りにくくなっている状態です。

この中で、特に問題になるのが粥状硬化で、大動脈、冠動脈、腎動脈などの大・中動脈で起こります。血管の内側にプラークと呼ばれる細胞や脂肪のかたまりが形成され、大きくなり、血管の内側が狭くなります。何らかの原因でプラークが血管壁からはがれると血管を塞ぎ、血流が遮断され、脳では脳虚血や脳梗塞、心臓では狭心症や心筋梗塞、腎臓では腎障害や腎不全が起こり生命を脅かすことになります。

動脈硬化は喫煙、肥満、糖尿病、高脂血症、栄養バランスの悪い食事、運動不足、ストレスなどが危険因子とされます。特に高脂血症、とりわけ高コレステロール血症は粥状動脈硬化を引き起こす危険因子であることが分かっています。高中性脂肪（トリグリセリド）血症は肥満、糖尿病などの原因になります。動脈硬化は予防がもっとも重要で、これらの危険因子を取り除くことが必要です。

ヒトの体内には、中性脂肪、コレステロール、リン脂質、遊離脂肪酸などの脂質があります。水に溶けない脂質は、血液中でタンパクと結合して、リポタンパクという粒子になっています。比重の軽い順にカイロミクロン、超低比重リポタンパク（ＶＬＤＬ）、低比重リポタンパク（ＬＤＬ）、高比重リポタンパク（ＨＤＬ）に分けられ、各リポタンパク中の脂質の比率は異なります。

ＬＤＬは各組織にコレステロールを運ぶ役割を担っていますが、増えすぎると血管壁にプラークを形成する原因になります。ＨＤＬは組織から余分なコレステロールを集める働きがあります。それぞれの働きから分かると思いますが、ＬＤＬは「悪玉コレステロール」、ＨＤＬは「善玉コレステロール」です。血液中で、ＨＤＬ以外のリポタンパクが増加した状態が高脂血症です。

高脂血症の治療にスタチン薬

高脂血症の治療には、まず運動療法・食事療法などの生活習慣の改善が必要であり、クスリとしては「抗高脂血症薬」が用いられます。また血中コレステロールを下げるクスリとして「スタチン薬」があります。コレステロールはいくつもの過程を経て合成されますが、その初めの段階を特異的に止めるのがスタチン薬です（図６―２）。投与によって肝臓内のコレステロールが減

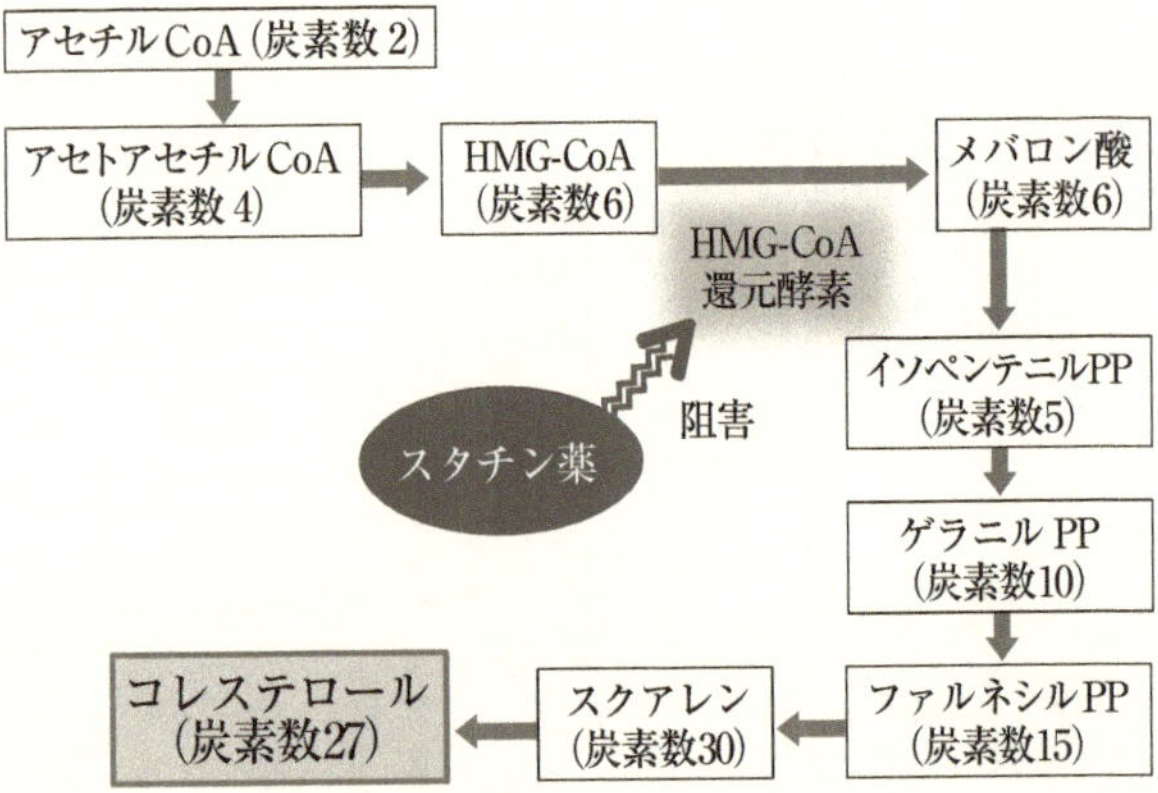

図6－2　コレステロールの生合成とクスリ

少し、さらにこれを補うため血中のコレステロールが肝臓に取り込まれて減少します。

最初のスタチン薬であるメバスタチンは一九七三年、青カビから遠藤章《あきら》（三共「現：第一三共」㈱）によって発見されました。後に、さらに効能のあるスタチン薬が開発されています。一方、中性脂肪を下げる「フィブラート薬」や、小腸のコレステロール吸収を阻害するクスリも開発されました。

これらのクスリによって横紋筋《おうもんきん》の融解や、肝障害などの副作用が現れることがあります。長期にわたって服用するので、定期的な検査を受けることが大切です。

4　高血圧とクスリ

高血圧の原因

ここから中高年にとって気になる血圧の話をしましょう。血圧は、上（収縮期）一一〇〜一二〇㎜Hg、下（拡張期）七〇㎜Hg程度が正常です。血圧は血液が血管壁におよぼす圧力ですから、心臓が血液を送る力に依存しています。一般に、収縮期血圧が一四〇㎜Hg以上、あるいは拡張期血圧が九〇㎜Hg以上を「高血圧症」と言います。

血管の筋肉（平滑筋）が収縮したり弛緩すると、血管の内腔が狭くなったり広くなったりして血圧は変動します。年齢とともに血管の弾力性がなくなるので、血圧がある程度上昇するのは生理的なものです。しかし、病的な動脈硬化になると血圧はさらに高くなります。

高血圧は痛くもかゆくもないのに、なぜ体によくないのでしょうか？　高血圧になる原因は、動脈硬化、血管の肥厚、血管の破壊などです。簡単に言えば、血管が硬くなったり、厚くなったり、壊れたりするのです。これらの原因によって、脳、心臓、腎臓などの血管障害が進行し、生命を脅かします。また、高血圧症と心血管疾患の死亡率との間には相関関係があることが分かっています。したがって、血圧を常に正常の範囲に保つことが必要です。高血圧症の治療としては、運動や食事療法、加えて血圧を下げる「降圧薬」が使われます。降圧薬とはどんなクスリなのでしょうか。

血圧を下げるクスリのメカニズム

血圧を下げ、正常に保つための降圧薬は、そのメカニズムから、①交感神経系の活動を抑えるクスリ、②利尿薬、③アンギオテンシンⅡ系を抑制するクスリ、④カルシウム拮抗薬の四つに分類されます。四種の降圧薬の作用は高血圧症が起こる仕組みを考えると理解できます。いずれも長期にわたって服用するので、クスリの作用をよく理解し、医師の指示に従うべきでしょう。それでは、①～④のクスリのメカニズムを考えましょう。

①交感神経系の活動を抑えるクスリ…自律神経系は交感神経系と副交感神経系が互いに拮抗してバランスを保ちながら、身体の機能を調節しています。このバランスがストレスなどによって崩れると、交感神経系が優位になり、心臓の活動が上昇し、血管が収縮します。交感神経の終末では、伝達物質であるノルアドレナリンが血管や心臓にある受容体に結合します。交感神経系の活動を抑えるクスリは、このノルアドレナリンが受容体に結合するのを阻害し、心臓の働きと血管の収縮を抑えます。その結果、血圧は下がります。

②利尿薬…このクスリは、ナトリウムなどの塩分と水の代謝に関係しています。塩分を取りすぎると高血圧になりやすいことはよく知られています。ナトリウムイオンの濃度が上がると血液量が増し、血圧が上がります。したがって、ナトリウムイオンと一緒に水を尿として体外に排出するクスリである利尿薬は、血圧を下げる働きをします。

③アンギオテンシンⅡ系を抑制するクスリ…八つのアミノ酸からなるアンギオテンシンⅡは、受容体に結合して血管を収縮させます。また、副腎からアルドステロンというホルモンを分泌させます。アルドステロンは腎臓に働いて尿の量を減らし、体内の水を増やします。この二つの作用によって、アンギオテンシンⅡは血圧を上昇させます。アンギオテンシンⅡを作る酵素、アンギオテンシン変換酵素を阻害する物質や受容体との結合を遮断する物質は、アンギオテンシンⅡの作用を抑え、血圧を下げます。クスリの一般的な名前としては少々長いのですが、「アンギオテンシン変換酵素・阻害薬」と「アンギオテンシンⅡ受容体・遮断薬」です。

④カルシウム拮抗薬…カルシウムが筋肉細胞内で増加すると収縮が起きます。したがって、細胞の外から内へのカルシウムの通り道（カルシウムチャンネル）を塞ぎ、カルシウム流入を止めることで、血管や心臓の筋収縮を抑えます。

ストレスがかかると脳は興奮し、その刺激を交感神経系に伝え、血圧が上がります。このため、脳の興奮を抑えるクスリも降圧薬として用いることができるのです。定年退職後にストレスが少なくなり、血圧が正常に近くなった、といった話を聞いたことがあるでしょう。

5 ガンのクスリ

ガンのクスリは一般に抗ガン剤と呼ばれています。ガン細胞の増殖を阻止するという意味から付けられた名称です。抗ガン剤は毒ガスから始まったのですが、現在では二つに分類されます。

毒ガスから生まれた抗ガン剤

抗ガン剤の始まりは、第二次世界大戦中にさかのぼります。悪名高い化学兵器ナイトロジェンマスタードガスを積んだ船が爆撃され、これを浴びた兵士たちの多くが血液障害を起こし、危険なほどに白血球が減少したのです。ナイトロジェンマスタードは、ドイツの化学者ニーマン(A. Niemann)が合成した硫化ジクロロエチルの硫黄原子を窒素に替えて作られた化学兵器です。この出来事が、ガンの化学療法への取り組みのきっかけとなりました。

血液のガンである白血病では白血球が過剰に増殖します。マスタードガスによる白血球の減少

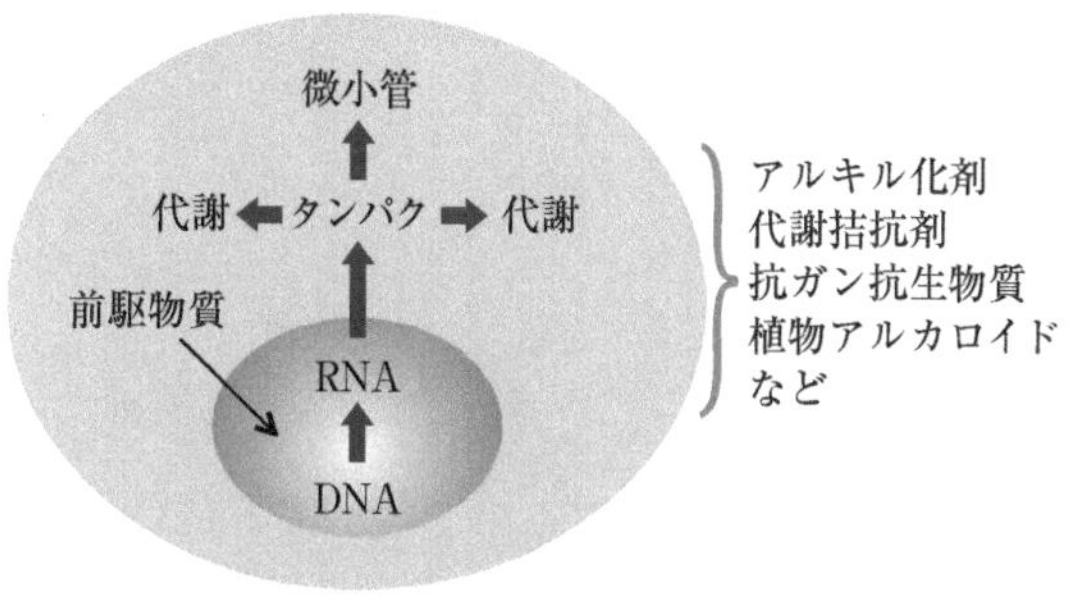

図6－3　代謝を阻害する抗ガン剤

から、白血病の治療につながるかもしれないという発想が生まれました。これが最初の抗ガン剤（アルキル化剤）の開発につながっています。日本では石館守三《いしだてもりぞう》（東京大学）と吉田富三《とみぞう》（東北大学）によって化学的に処理され毒性が半分になったものが、抗悪性腫瘍剤として製薬会社から販売されました。後に、より優れたナイトロジェンマスタードが開発されたため、このクスリは現在では販売されていません。

　このような経緯から始まり、開発された抗ガン剤が作用する場所は核酸（RNA、DNA）の合成過程、DNA（遺伝子）そのもの、細胞内骨格などでした（図6―3）。ガン細胞が活発に細胞分裂しているという特徴を利用したクスリです。しかし、抗ガン剤は活発に増殖を行っている正常細胞（骨髄細胞や腸上皮細胞、毛根細胞など）にも細胞障害性（cytotoxic）をもたらすので、ガン細胞と正常細胞

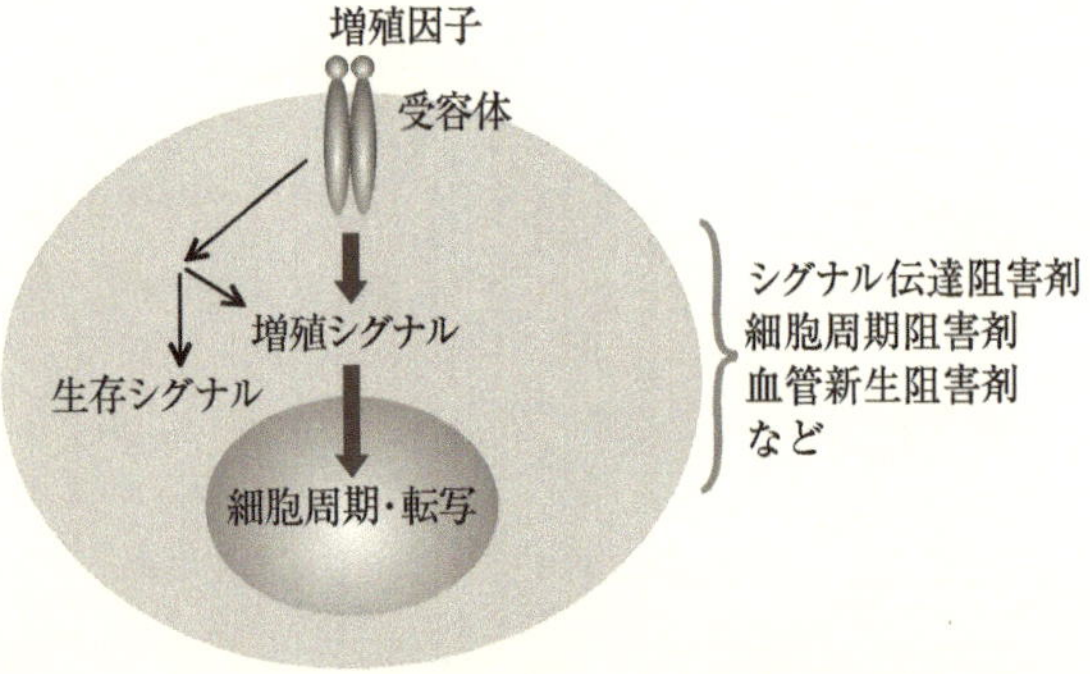

図6－4　抗ガン剤の新しい概念：分子標的治療薬の標的

の間の選択毒性は極めて小さいものでした。これに対して、次に述べるような特異的な分子を標的とするクスリが開発されました。

分子標的治療薬の登場

二〇〇一年五月にCNNのニュースが、慢性骨髄性白血病の治療薬グリベック®を米国の食品医薬品局（Food and Drug Administration；FDA）が認可したことを報じました。一九八〇年代のインターフェロン以来の画期的な白血病治療薬として、マスコミが大きく取り上げたのです。このグリベック®をきっかけに、分子標的治療薬が登場しました。

分子標的治療薬は新しい概念によるクスリです（図6－4）。ガン細胞の異常な増殖や生存に必要なタンパク、あるいは細胞の情報伝達経路などを標的としています。

このクスリの主な作用としては、細胞増殖の抑制や細胞死（アポトーシス）の誘導などであり、ガンの原因となる分子を標的とするため、ガンの個性にもとづく副作用の少ない治療が可能となりました。

慢性骨髄性白血病は染色体の異常による白血病です。症例数は白血病の中で多くはないのですが、九番染色体の一部がちぎれて二二番染色体と結合する（相互転座）のが原因です。その結果、九番染色体にあるＡｂｌ（チロシンキナーゼ）――Ａｂｌは標的タンパクのアミノ酸であるチロシンをリン酸化し、増殖のシグナルを伝える酵素です。相互転座によってできた染色体は、米国・フィラデルフィアの二人の研究者が発見したことからフィラデルフィア染色体と呼ばれます――という遺伝子が二二番染色体のＢｃｒ遺伝子と融合し、Ｂｃｒ-Ａｂｌという異常なキメラ遺伝子が形成されます。そしてこのキメラ遺伝子からＢｃｒ-Ａｂｌ融合タンパクができます。

Ｂｃｒ-Ａｂｌ融合タンパクは、チロシンキナーゼの活性が高く無制限に細胞内のタンパクをリン酸化し続けます。これが、慢性骨髄性白血病の発症につながることから、融合タンパクの酵素を強力に阻害するクスリが開発されました。これがグリベック®（一般名：imatinib）というクスリです。慢性骨髄性白血病の治療薬として米国のＦＤＡに続いて、我が国でも二〇〇一年一一月に承認されました。

グリベック®の効果は画期的でした。慢性骨髄性白血病の患者に経口投与したところ、ほぼ全例に治療効果が得られました。副作用も少なく、慢性骨髄性白血病のクスリとして中心的なものになりました。

グリベック®に続いて、チロシンキナーゼが高発現する乳ガンの治療薬ハーセプチン（抗体）が、二〇〇一年に承認されました。ハーセプチンはチロシンキナーゼ（Ｈｅｒ２／ＥｒｂＢ２）の細胞の外に出ている部分に対する抗体であり、転移性乳ガンに対する治療薬として、ＦＤＡにより一九九八年に、我が国では二〇〇一年に承認されました。

二〇〇二年七月には、我が国が世界に先駆けて肺ガンの分子標的薬イレッサを認可しました。低分子化合物であるイレッサは、細胞の増殖因子の受容体を選択的に阻害し、肺ガンを縮小する効果がありました。二〇〜三〇パーセントの患者で画期的な治療効果が見られましたが、副作用のために投与を中止した患者もわずかながら存在します。現在では入院し慎重な観察のもとで治療に使われています。

その後の研究で、イレッサでの治療効果の高い患者には、細胞増殖因子の受容体遺伝子に高頻度で変異が見つかりました。このように遺伝子とクスリの効果との関係は明らかになってきています。近い将来には、分子標的治療薬を使用する際には、まず遺伝子診断をして、患者に合った治療が行われるでしょう。

　ガンの多くは、タンパクをリン酸化する酵素などが関与するシグナル伝達経路の異常が原因で起こると考えられており、分子標的治療薬の開発がますます活発になっています。統計を見ると、二〇一二年の世界医薬品売り上げ高ランキングで四〇位までに、抗ガン剤が五品目ありますが、そのうち四品目は分子標的治療薬です。

抗ガン剤にも薬剤耐性が出現

　第4章と第5章で少し触れましたが、薬剤耐性とはクスリが効かなくなる現象です。これを研究者が初めて経験したのは抗生物質が効かなくなった菌（耐性菌）を見つけたときでした。抗生物質の乱用によって現れた菌です。耐性菌は抗生物質を化学的に修飾したり、化学結合を切ったりします。さらには細胞内に入った抗生物質を吐き出してしまう耐性菌もいます。研究者は耐性菌のメカニズムを検討し、抗生物質の構造を変え、耐性菌に対抗してきました。

　この薬剤耐性が抗ガン剤でも見つかったのです。白血病の腫瘍や固形ガンの治療で、最初は抗ガン剤が画期的に効いたのですが、投与を続けると次第に効かなくなり、やがてまったく効かなくなることがありました。これを獲得耐性と言います。これに対して消化器のガンでは初めから抗ガン剤が効果を示さないものが多く、これは自然耐性と呼ばれています。

メカニズムを調べると、獲得耐性と自然耐性に差はなく、おもにクスリを細胞外に排出するタンパクの発現の上昇、クスリを代謝する機構の亢進、クスリが結合する部位の変化などによります。こうした耐性のメカニズムについて説明しましょう。

多く見つかるのは抗ガン剤を排出することによる耐性です。耐性細胞では抗ガン剤を細胞外に排出するタンパクの発現が上昇していました。一つの抗ガン剤に耐性となったガン細胞は、別の抗ガン剤にも耐性になります。しかも、困ったことに、耐性になった抗ガン剤の構造や作用が異なっているのです。同時に耐性を示すのは、抗生物質や植物成分由来のものなどが多いようです。

抗ガン剤の排出に関わるタンパクはP糖タンパクと呼ばれます。構造としては、分子量がほぼ一八万で形質膜を六回貫通する部分と細胞内のATPが結合する部分が二回連続しています。この構造は細菌からヒトまで広く存在し、ATPを結合するタンパクであるトランスポーターという意味でABC（ATP binding casette）輸送体とも呼ばれています。P糖タンパクは、ATPの加水分解によるエネルギーを利用して種々の抗ガン剤を細胞の外に排出します。このタンパクの働きを阻害する薬剤の開発が試みられていますが、臨床に使える薬剤はまだなく、抗ガン剤を変更することによって、耐性に対処しているのが現状です。

副腎皮質、肝、腎、小腸、大腸、胎盤などの細胞や血管内皮細胞のガンでは、P糖タンパクを発現しており、抗ガン剤に抵抗性であることが知られています。いわゆる自然耐性です。

ガンの分子標的治療薬に対する耐性も出現してきました。幸い、グリベック®を結合したチロシンキナーゼの構造が明らかになり、耐性のガン細胞に効果を示す治療薬が開発されています。

6　アルツハイマー病のクスリ

アルツハイマー病とは

誰でも四〇歳を超えると、白髪が増えたり、シワが出てきたり、筋肉にも衰えを感じます。また、人の名前が思い出せなくなったり、記憶力も悪くなるなど、脳の働きも低下します。これは病気ではありません。神経細胞は、四〇歳を超えると一〇年で一〇パーセントも死んでいくと言われていますが、高齢になると急激にたくさんの神経細胞が死ぬ病気になることがあります。かつてはこれを痴呆症と呼んでいました。「痴」「呆」は、ともに「愚か」という意味で、呼び名があまりにも差別的であるため、二〇〇四年から認知症と名称が改められました。

認知症には、おもに血管性認知症とアルツハイマー型認知症（アルツハイマー病）があります。

血管性認知症では、動脈硬化などが原因で血管が詰まり、神経細胞が栄養をとれなくなって死んでいきます。

アルツハイマー病は一九〇六年、ドイツの精神科医アルツハイマー（Alois Alzheimer）が報告した症例が始まりで、発見者の名前が病名になりました。脳に老人斑と呼ばれるシミが見られ、神経細胞が死に脳が萎縮していきます。このシミは、おもにアミロイドベータと呼ばれるタンパクが沈着したものです。数分子のアミロイドベータが重合したものが神経細胞に対して毒性があり、神経細胞の死滅する原因物質ではないかと考えられています。

また、四〇歳頃に発症する遺伝性の若年性アルツハイマー病があります。これは、アルツハイマー病患者の数パーセント程度で、ほとんどのものは老化が引き金となり、六五歳以降では八人に一人が発症すると言われています。

アルツハイマー病になると、最初は人の名前や日時などを忘れる程度ですが、次第に家族の顔や自分が何者であるかも分からなくなり、さらに進行していくと人格が崩壊し、やがては寝たきりで食事をとることもできなくなり、衰弱し死に至ります。

現在では、患者は世界中で約三五〇〇万人と言われ（WHOホームページより）、二〇〇七年度の米国のアルツハイマー協会主催の認知症予防国際会議では、「二〇五〇年にはアルツハイマー病患者数が「一億人」という予想が発表されました。厚生労働省の調査によると、二〇一〇年の推計では日本国内の認知症患者は約二五〇万人となり、そのうち四割以上がアルツハイマー型と見られています。

高齢化が急速に進んでいる日本では、アルツハイマー病が増加していくと予想されています。介護が必要となるため、家族、病院、施設などが十分に対応できるかどうか、大きな社会問題になると予想されます。病気の原因を明らかにし、予防するクスリと根本的に治療するクスリを創造することを目指して、研究が進められています。

日本人が開発したクスリ

アルツハイマー病のクスリとして、塩酸ドネペジル（製品名：アリセプト）が世界中で広く使われています。杉本八郎（京都大学、同志社大学）が、製薬会社エーザイ在職中に開発したクスリです。

クスリの開発には、長い年数と巨額の研究費、そして多くのドラマがあります。「アリセプト」も例外ではありません。「こんなもの、農薬にはなるけど、クスリにはならないよ」と言われ、研究が打ち切られるというピンチもありました。それを乗り越え、合成した一〇〇〇以上の有機

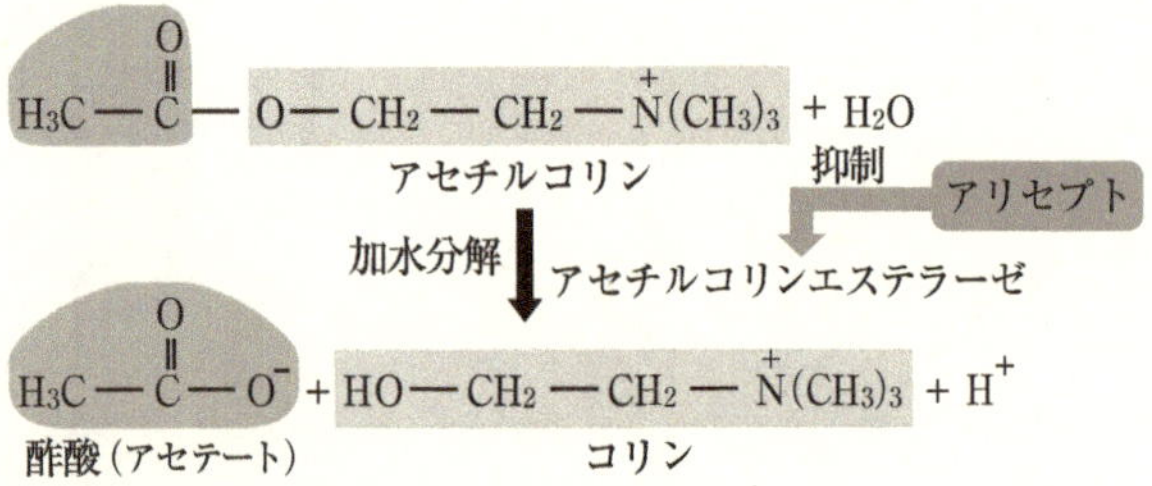

図6－5　アセチルコリンとクスリ

化合物から、たった一つがクスリになったのです。

アリセプトは神経の伝達に関わる化合物であるアセチルコリンの加水分解（図6―5）を抑制します。図のようにアセチルコリンはアセチルコリンエステラーゼによって加水分解され、酢酸とコリンになります。アリセプトはこの酵素を阻害します。

アセチルコリンは、神経伝達物質として学習や記憶などに関連しており、アルツハイマー病患者の脳では減少しています。アリセプトはアセチルコリンの減少を抑えて、記憶障害の進行を遅らせます。

アリセプトが発明されてから、外国でも同様の作用機序のクスリとしてリバスチグミンやガランタミンが、また、神経細胞死をある程度抑制するメマンチンが開発され、これらのクスリは日本でも二〇一一年に認可され、現在、アルツハイマー病のクスリとして使われています。

しかしながら、アルツハイマー病は神経細胞が死んでいく進行性の病気で、今までに開発されたクスリでは、病気の進行を遅らせるだけで、完治はできません。世界中のアルツハイマー病の研究者は、さらに根本的な治療薬を開発しようと、しのぎを削っています。

根本的な治療薬はできるのか

アミロイドベータというタンパクが重合することがアルツハイマー病の原因となると考えられています。したがって、タンパクの重合を抑制する、あるいは、アミロイドベータを除去するという観点から、根本治療薬や予防薬が開発されようとしています。注目される方法としてワクチン療法があります。アミロイドベータの一部を使って作った抗体を作らせて免疫的に治療しようというアイデアです。これをアルツハイマー病治療に適用しようというのです。

このほかにも、いくつかの化合物がクスリの候補として、患者を対象にした臨床試験によって、有効性と安全性の検証が行われてきました。有効なクスリはまだ見いだされていませんが、アミロイドベータを原因と考えたクスリが治療や予防に本当に有効かどうかの結論が、近い将来に出るでしょう。今後の発展が期待されます。

Pharmaceutical Sciences

第7章

クスリを投与する

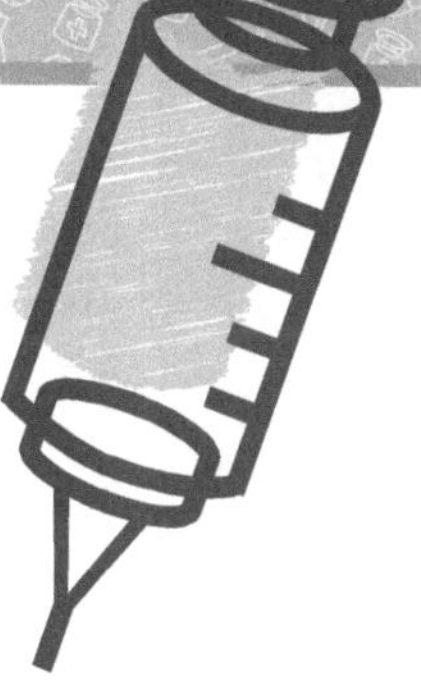

「クスリを知る旅」は、いよいよ実際にクスリを投与する段階となりました。私たちは病気を治療するために、有機化合物であるクスリをいろいろな方法で体内に取り入れます。そして、クスリは病気や傷のある場所（患部）で効能を発揮します。ミリグラムほどの化合物の粉末をどのようにして投与し作用させるかは、薬学の重要な技術です。第7章ではクスリの投与、第8章では体内での代謝を中心に見ていきます。

1　クスリの投与法を決める

投与計画はどのように立てられるか

クスリが完成したら、それをどのように投与するかを決めます。これは投与計画または投与設計と言われます。有機化合物がクスリになる過程で必ず考えることです。投与してから、最良の治療効果が出るように、クスリの形（剤形）と投与方法（表7―1）、用量、投与間隔と投与期間などを検討しなければなりません。クスリの薬効と毒性、代謝と体内動態、他のクスリとの相互作用、製剤の特性、疾患の特徴などが考慮されます。

どれだけ（濃度）のクスリを、何時間にわたって患部に保持させるかについては詳細に研究さ

剤形	投与方法
内用剤（経口）	こなぐすり（散剤）、顆粒剤、錠剤、カプセル剤、水剤（経口液剤）シロップ剤、経口ゼリー剤　など
注射剤	静脈、筋肉、皮下　など
外用剤	貼付剤（テープ剤、パップ剤）軟膏剤、スプレー剤
目薬	点眼剤、眼軟膏剤
坐薬（坐剤）	粘膜から

表7－1　クスリの形（剤形）と投与方法

れます。たとえば、投与三時間後から一〇時間にわたって効果を発揮させたい場合、効果を発揮する量のクスリを患部に保持させる必要があります。そのためには、患部に行く前段階の血液中にはどの程度の濃度のクスリが保持されていればよいかをクスリの性質から明らかにします。

血液中に目的の量のクスリを保つためには、注射剤の場合は投与量を設定すればよいでしょう。経口剤の場合は、消化管からの吸収量、吸収時間、消化管からのクスリの移行時間などをもとに総合的に判断します。これによって、投与量、投与間隔などを判断し、同時に最適な剤形を選択します。クスリが有効な濃度で患部に保持されているときに、他の部位に分布するのをどのように抑えるか、血液から患部以外に移行するのを抑制できるかなどを検討し、クスリが有効性を発揮する投与計画ができあがります。投与計画に従わないとクスリの効力が落ち、副作用が発現しやすくなります。

同じクスリがさまざまな剤形で用いられることがあります。経口剤としては散剤、顆粒剤、錠剤、さらに注射剤や外用剤、坐剤に形を変えている場合もあります。同じクスリでも形が違えば投与する量、投与の間隔などが違ってきます。

クスリが患部で効くようにするには

私たちが服用したクスリは体内に入った後、どこでどのように効果を発揮するのでしょうか。たとえば、運動をして筋肉痛になったとき、抗炎症剤入りのスプレーを噴霧したり、膏薬を貼ったりします。ケガをしたときはその部位に消毒薬をつけます。このように、患部と適用部位が同じ場合はどこでクスリが効いているかがはっきりしています。

では、頭痛のため鎮痛剤としてアスピリンを服用したとき、アスピリンはどこでどのように効くのでしょうか。口から服用された一〇〇ミリグラムのアスピリンを含む錠剤は胃の中で壊れ、アスピリンが小腸上部から吸収されます。血液を経て肝臓を通過したのち、脳に移行し鎮痛効果を発揮します。関節痛や歯痛、筋肉痛、月経痛などに関しては、それぞれの患部に血管を通って送られ、鎮痛効果だけでなく、解熱、抗炎症効果により患部の痛みを取り去ります。

しかし、アスピリンは血液中での安定性が悪く、肝臓でその一部は分解されます。また、薬効を発揮するまで一～二時間が必要です。そこで、別の経路で効果を発揮させる手段として、坐剤があります。坐剤に含まれるアスピリンは直腸粘膜から吸収されて、すぐに血液中に移行するので、経口投与に比べて鎮痛効果が速く現れ、肝臓での代謝を受けにくいという利点があります。

アスピリンは少量を服用した場合に、血液中の血小板に特異的に作用してプロスタグランジンの生合成を阻害し血小板凝集を抑制する働きがあります。この結果、血液が固まりにくくなります。この場合、クスリが働く場所は血液なので、胃潰瘍や手術などで出血がある場合は、血が固まりにくいという副作用になります。このように、クスリの働く場所が患部であれば主作用（薬効）となりますが、患部以外では副作用となってしまうのです。

次に抗ガン剤を例にとって、クスリの効く場所について考えましょう。抗ガン剤の多くは、静脈内注射や点滴により投与されます。一般には、ガンの組織に集まりやすいということはなく、血液を介して全身にばらまかれた抗ガン剤の数パーセントが、ガン組織に到達します。まず、ガン細胞の周辺に分布し、次に、ガン細胞の形質膜を透過して内部に入り、核に移行して抗ガン効果を発揮します。これによって、ガン細胞の核が分裂して細胞が増殖を繰り返すのを阻害します。

このような抗ガン剤の効く場所は、ガン細胞であり、その核です。

ガン細胞は栄養分の補給を受けて増殖し、新たな血管を作っていきます。クスリがガン細胞の周辺にあると血管が新生されず、ガン細胞は栄養分を補給できないので死滅します。

クスリの効く場所は患部ですが、患部に分布して効果を発揮するだけでなく、いろいろな経路を経て患部に移行し、薬効を発揮します。また、血管新生の阻害のように患部の周辺に分布するだけで目的を達成できることもあります。

2 投与部位とクスリの効き方

クスリを服用するのにもっとも一般的なのは口からです。経口投与と言われ、錠剤、顆粒剤、散剤などの固形のものやシロップ状のものを口から摂取します。十分な水と一緒に服用すると、消化管から吸収されます。しかし、即効性は期待できません。

強酸性である胃液および弱アルカリ性の腸液、さらに胆汁酸や消化酵素によって分解されるクスリや、消化管を障害するクスリは剤形の工夫が必要です。クスリは消化管から最初に肝臓に移行し代謝されるので、効果は減弱することが考えられます。

経口の次に汎用されるのが注射です。注射は効く、という信心のようなものがあり、精神的なプラス効果があります。病院に行って注射という治療が行われないと、「あの医師は治療してくれない」と思う人も少なくありません。即効性や効率という点で優れていますが、クスリとしての効果は他の投与法と同様です。

注射する部位は静脈内、筋肉、皮下、皮内などがあります。点滴を含めると、病院における一般的な治療法です。さらに、意識のない場合やショック状態の患者に使用できるので、救急救命時には必須の投与経路です。直接体内に入るため、即効性も期待できます。もっとも効果の発現が早いのは静脈内注射で、五〜一〇分でクスリが全身をめぐります。次に末梢血管が豊富にある筋肉内への注射、皮下注射の順になります。筋肉内や皮下への注射は抗ガン剤のように組織障害性のあるクスリには適用できません。皮内注射は治療ではなく、生体の反応を見る場合がほとんどです。あまり一般的ではないのですが、動脈内、脊椎内、硬膜外、関節腔内に注射する場合もあります。

経口や注射と同様に、経皮吸収も一般に行われています。貼付剤やエアゾール剤、ローション剤などです。肩こりや筋肉痛に用いられるクスリは皮膚の近傍に作用します。血液に移行して薬効を発揮することを期待して皮膚を利用する場合には、注射とは異なり作用の持続性を必要とするクスリに適しています。

粘膜を投与部位とする場合は皮膚よりも吸収されやすくなっています。鼻粘膜や直腸粘膜からクスリを吸収させた場合、経口投与と異なり、速やかに血液中に移行します。肝臓での最初の代謝を受けないため、速効性が期待できます。効果は、注射に匹敵するものであり、直腸粘膜を介する坐薬は解熱鎮痛薬を小児に与える場合に重要となる治療法です。鼻粘膜から吸収させるものとしては花粉症のクスリがあります。

3　クスリの形（剤形）を工夫する

先に述べたように、クスリを投与するにはたくさんの技術と工夫があります。ここではクスリの形（剤形）について考えましょう。日本薬局方では大きく分けて三九の剤形が記載されています。それぞれの剤形は、クスリが最大限の効力を持つようにさまざまな工夫がなされています。ここでは、代表的な剤形について説明しましょう。

内用剤（内服薬）の種類

経口投与されるクスリは内服薬とも呼ばれます。錠剤、顆粒剤、カプセル剤に代表される固形製剤で、七つの剤形に大別されます（表7―1）。口から飲むのが容易であり、広く用いられています。

たとえば、一〇〇〇分の一ミリグラムを一日二回だけ投与すれば十分というクスリがあります。これはほとんど目に見えない量ですから、乳糖、デンプン、セルロースなどの粉末と均一に混ぜて錠剤とするのが一つの方法です。別のやり方としては、適切な液に溶かして経口で服用するか、あるいは注射することになります。

固形製剤のうちで、粒子がいちばん小さいのが散剤で、「こなぐすり」とも言われます。服用量の調節が容易であり、また複数のクスリの調合が簡単で、飲み込む力が弱い乳幼児や高齢者も服用しやすいなどの利点があります。古くからある剤形ですが、他のクスリとの判別が難しく、飛散しやすいので使用頻度は低くなっています。

次に粒子が少し大きいのが顆粒剤です。散剤の飛散性を解消し、服用しやすいという特徴を残しています。服用した際の苦みの軽減も可能であり、作用の持続性をはかることもできます。しかし、利便性の点で次に述べる錠剤やカプセル剤に劣ります。

散剤や顆粒剤などを入れ物に入れたものがカプセル剤です。液状のものが充填されている軟カプセルもあります。薬効の発現を調節するためのさまざまな工夫があるので、カプセルから出して飲むようなことはしてはいけません。のどや食道に付着しやすいのが欠点で、小児や高齢者には飲みにくいようです。

もっとも高い頻度で使われる錠剤はカプセル剤と同じくらいの大きさです。取り扱いが容易であり調剤が簡単です。糖衣を施すことにより苦いクスリを飲みやすくすることもできます。そのほかにも機能性を付与するためのコーティングをしやすいなど多くの利点があります。錠剤に記号や番号を記載できるので、調剤する際の間違いを防ぐこともできます。

いろいろな剤形について述べましたが、製薬会社は、経済性からクスリを複数の剤形にしない傾向があります。そのため錠剤のみのクスリが多いのが現状です。

子どもや高齢者が服用しやすい液状のものも、内用剤として用いられます。クスリを溶かした水剤、微細にしたクスリを分散させた懸濁剤や乳剤があります。液中に固体が分散しているものが懸濁剤、液中に液体が分散しているのが乳剤です。たとえば、乳剤は水中に油が分散しているようなものです。懸濁剤は苦みや安定性を改良するために使われます。さらに飲みやすいように、甘味や酸味をつけたものもあります。

外用剤、坐剤の用途

外用剤にも貼付剤、軟膏剤、スプレー（噴霧）剤など複数の剤形があります。有効成分を布やプラスチックフィルムの上にのばしたものは、肩こりなどの治療薬として用いられます。皮膚を吸収部位として持続的なクスリの吸収と全身への移行をはかるもの（経皮吸収型製剤）は、狭心症の予防薬や禁煙補助薬にも用いられる重要な剤形です。

薬物の溶液、懸濁液、粉末などを液化ガスや加圧ガスとともに充填して必要なときに噴出できるようにした剤形はエアゾール剤と呼ばれます。筋肉痛の治療の際に使用する人は多いと思いますが、それ以外に気管支喘息の治療薬に用いられています。

軟膏は皮膚科領域の治療に多用されています。一般には基剤と言われるワセリンなどにクスリを混合した剤形です。

坐剤は、直腸粘膜に適用する剤形であり、痔の治療薬に広く使われています。この場合は局所治療を目的としています。すぐに血流に移行するため即効性が期待できるので、解熱薬や痛みを止めるクスリの剤形としても用いられます。乳幼児の治療にも適しています。

4　クスリを患部に届ける

薬物送達システム（DDS）による薬効

すでに述べてきたように、クスリをヒトに適用するためには、錠剤や注射剤、軟膏といった剤形の工夫が必要です。いずれも服用しやすく、しかも体内で吸収されやすくするように考えられています。

さらに工夫された投与方法として、薬物送達システム（Drug Delivery System：ＤＤＳ）と言われる方法があります。これはクスリの体内での動きを制御し、薬効を最大限に発揮させ、副作用を軽減するのを目的としています。

ＤＤＳは、クスリの作用をより効果的に発揮させるために考えられた医薬品設計の総称で、長い時間クスリを患部に集積させて、薬効の向上を目指すものです。身近な例では、毎食後に服用が必要だった風邪薬が朝晩２回でも同じ効果を保持できるようになったのは、ＤＤＳによります。

クスリの動態の問題点を解決するために、いろいろなＤＤＳが開発されました。その手法は、物理学的、化学的、生物学的に分類されます。

生物学的手法として、吸収の悪いクスリに吸収促進剤を使ったり、抗体を利用して目的の患部への送達をはかる方法などが知られています。化学的手法としてはプロドラッグ化があります。この方法の例は次項で詳しく説明します。

狭心症に用いられるニトログリセリンは、ＤＤＳの技術によって投与方法が多様になったよい例です。外用剤である経皮吸収型製剤は有効成分であるニトログリセリンを長時間にわたって放出し、発作を予防します。ニトログリセリンは舌下錠が狭心症の発作時に使われるものとして知られていますが、そのほかに、注射剤（点滴）、口腔噴霧剤、口腔内貼付剤、軟膏などの剤形があり、目的に応じて使い分けることができます。

クスリが放出されるのを制御するＤＤＳとしては、前立腺や子宮内膜のガン、乳ガンの治療に用いられるリュープリンが有名です。有効成分である酢酸リュープロレリンは、経口投与しても消化管から吸収されないため注射によって投与されていました。薬効を維持するために毎日注射する必要があったのですが、ＤＤＳの技術により、注射する間隔をあけられるように改善されました。それは、五〇分の一ミリメートル程度の小さなカプセルの中に酢酸リュープロレリンを入れ、このカプセルを皮下に投与すると三〇日間にわたって有効成分を放出し続けるというものです。この技術によって、一回の投与で四週間も注射しなくてもよくなったのです。現在では六週間に一回のものもあり、ＤＤＳとして二〇世紀最大のヒットと言われています。

標的指向型ＤＤＳとして代表的なものにスマンクスと呼ばれる製剤があります。ネオカルチノスタチンというクスリは抗菌活性と抗ガン活性をあわせ持つタンパクですが、静脈内に投与すると数分で血液中から消失し尿中に排泄されます。そこで、ネオカルチノスタチンに高分子を結合させ油性造影剤に溶かしたスマンクスは、肝臓の動脈に投与すると、肝臓の腫瘍に特異的に分布し、抗ガン効果を発揮します。スマンクスはさまざまな技術が集約された製剤であり、DDS技術の重要性を示すものです。

非常に小さい粒子をクスリの輸送体として利用する方法が、DDS分野では一般的に行われています。リポソーム製剤と呼ばれる剤形はその一つです。リポソームとは細胞膜を模倣した脂質の膜からなる小胞であり、クスリを内封できます。大きさは細胞の一〇〇分の一程度で、血液中をそのままの形で移動できます。

しかし、生体はリポソームを異物とみなして排除しようとするので、排除されにくくするためにリポソームの表面を赤血球に似た構造にします。注射剤の溶解補助や軟膏にも用いられているポリエチレングリコールを使ってリポソームの表面を修飾した場合も、排除されにくくなります。脂溶性、水溶性いずれの有機化合物も内封できるリポソームは放出時間を制御したり、あるいは、特定の細胞に作用させたりすることが可能です。リポソーム製剤は現在では数品目ですが、多くのクスリを患部へ運搬する手法として期待されています。

体内で薬効を発揮させるプロドラッグ

クスリの中には、薬効はあってても、欠点があってそのままでは投与できないものがあります。

水に溶けにくい、安定性が悪い、消化管からは吸収されない、患部に移行しない、すぐに肝臓で代謝されてしまう、などです。このような欠点をどうすれば解決できるでしょうか。

いずれの場合も、欠点を補うような化合物に形を変えて投与し、体内で薬効のあるクスリに変換するような工夫をします。このようなクスリをプロドラッグ（pro-drug）と言います。

たとえば、細胞膜を透過しないクスリを有機化学的に修飾し、膜を透過できるプロドラッグとします。これが、細胞内に移行してから酵素などによって修飾した部分が外れると、細胞外に出ていけないので、細胞内で薬効を発揮できます。

後でプロドラッグだと分かったクスリもあります。胃潰瘍などに用いられるオメプラゾールは、化合物が胃の酸性によって本来のクスリとなり、胃酸分泌酵素の持つＳＨ基に胃酸分泌細胞の外側から結合し阻害します。他のタンパクのＳＨ基にも結合しますが、プロドラッグの手法により、胃酸に接するまではタンパクには結合できず、クスリの効果は胃に入るまでは発揮できないようになっているのです。

Pharmaceutical Sciences

第8章

クスリの体内での動きと代謝

体内に入ったクスリは代謝され（化学構造が変えられ）、やがて排泄されます。その過程で他のクスリや食物と相互作用し副作用が現れることがあります。本章では、クスリの体内での動き（薬物動態）と代謝について考えましょう。

1　体内でのクスリの動き（薬物動態）を知る

私たちは、医師の出した処方せんを持って薬局に行きクスリをもらいます。このとき薬剤師は患者に、飲み忘れがないように注意し、医師の説明をきちんと理解していることを確認したうえで、服用の方法を説明します。これは服薬指導と言われる薬剤師の仕事です。

クスリは服用後どのくらいの時間で患部に届き、また、どのくらいとどまるかが研究されています。クスリの濃度の変化についても、ある程度推定されています。このような体内でのクスリの動きを「薬物動態」と言います。

薬物動態（図8―1）の全体像をつかむために、私たちが理解しておくべき点があります。一つは「形質膜透過」です。クスリが効果を示す細胞に入るためには、細胞を囲む形質膜を透過しなければなりません。口から飲んだクスリは溶解し、胃や腸の細胞から血管に、そして肝臓に行

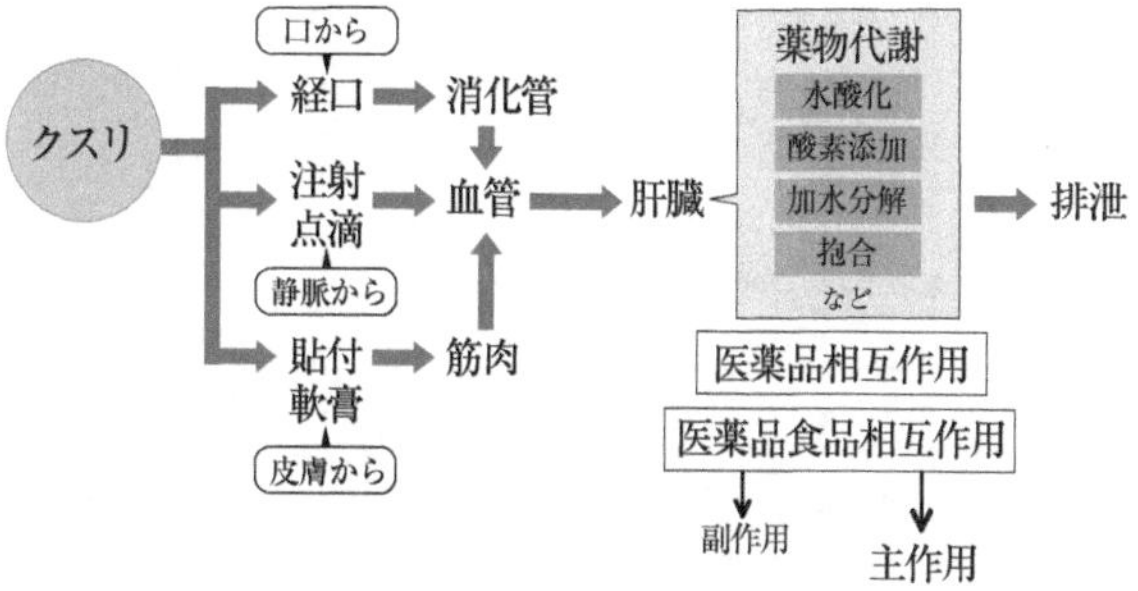

図8−1　クスリの体内での動きと代謝

きます。痛む腰にクスリを貼った場合、皮膚を通り、筋肉の細胞から血液中に入っていきます。いずれも多くの細胞の形質膜を透過します。

クスリの形質膜透過は薬物動態の重要な過程です。細胞の内側より外側の濃度が高いので、クスリの分子は形質膜から細胞内に取り込まれる過程で濃度の低い細胞内に流れます。しかし、外側の濃度が下がるにつれて、細胞内へ流れる速度はだんだんと遅くなり、濃度の差がなくなると、クスリは取り込まれなくなります。

薬物動態においてもう一つ重要な点は、体内でのクスリの動きと治療効果、および副作用の関係です。体内の組織におけるクスリの濃度を時々刻々測定することは現段階では不可能なので、いろいろな実験や測定から推定することになります。

たとえば、次のような思考実験をしてみましょう。シャーレの中に適切な栄養を含む培養液を入れてガン細胞を培養します。これに一〇〇万分の一グラムほどの抗ガン剤を入れたら、一時間ほどで九〇パーセントの細胞が死んだとします。二倍の抗ガン剤を使ったら三〇分の処理で、逆に半分では二時間の処理で死ぬと推定できます。したがって、九〇パーセントの細胞を殺す、という一定の効果を出すためには、抗ガン剤の量と処理時間の両方が重要になります。この実験からは二つ（量と時間）を掛け合わせた数字が一定ならば、死ぬガン細胞の割合は一定である、という結論になります。

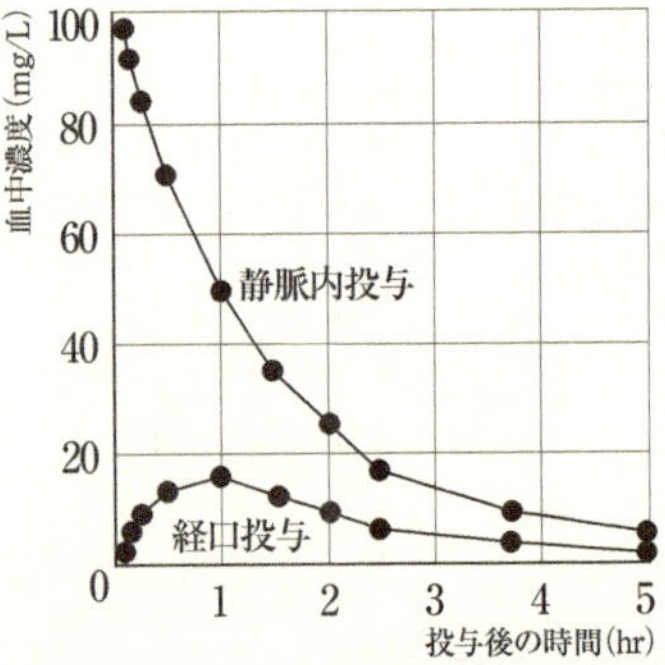

図８－２　クスリは血液中から時間とともに減少
同じ量のクスリを経口投与あるいは静脈内投与した後に血中濃度を見ると、クスリの濃度は時間とともに減少し、やがて体内からなくなる。

体内にあるクスリの量を推定するには、時間を追って血液を採取し、クスリの濃度（血中濃度）を測定します。次に、クスリの血中濃度と投与後の時間をグラフにします。これが、投与後いつまで、どの程度の濃度で体内にあるかを推定するグラフになります（図８―２）。クスリの効果の目安として、血中濃度‐時間曲線下面積（Area Under the blood concentration-time Curve：ＡＵＣ）を求めます。この値は、先ほどのガン細胞の実験で言えば、処理時間と抗ガン剤の量（濃度）を掛け合わせた値と同じです。血液中のクスリの濃度は時々刻々と変わるので、濃度と時間の積の値は薬物動態において有用です。

2　クスリの代謝（薬物代謝）の仕組み

細胞を囲む形質膜は脂質二重層という油になじみやすい構造をしています。したがって、クスリは、膜を容易に透過して細胞内に入れるように、油（脂肪）に溶けやすい構造になっています。このことから、クスリは脂溶性の化合物と言われます。

前章で述べた「プロドラッグ」と呼ばれるクスリは、肝臓で構造が変えられて初めてクスリとして効果が出ます。これを薬物代謝と言います。

クスリは肝臓でどのように代謝されるのでしょうか。肝臓には水酸基を導入する酵素に加えて、酸素添加酵素、加水分解酵素、脱水素酵素、さまざまな官能基を付加する抱合酵素など、たくさんの薬物代謝酵素があります。

薬物代謝酵素はクスリの代謝だけを行うわけではなく、ビタミンの代謝を触媒するものや、タバコに含まれる発ガン物質を無毒化するものもあります。逆に、外から来た物質の構造を変えて、ガンを作るような化合物にしてしまうこともあります。

一般に酵素は、特定の化合物（基質）に作用して、化学構造を変えるなどの反応を触媒します。これを酵素の基質特異性と言います。薬物を代謝する酵素は、この基質特異性があまり厳密ではありません。あるいは、特異性が幅広いと言ってもよいでしょう。

これは、ヒトが火を使い、さまざまな物質を口から取り込むようになって薬物代謝酵素も進化し、一つの酵素が複数の化合物の代謝に関わることができるように変化したからだと考えられています。実際にタンパクやアミノ酸などの生体物質が焼けたり焦げたりすると、いろいろな化合物ができることが知られています。

3 医薬品の相互作用を考える

薬物代謝はクスリの効き方に大きな影響を与えます。医薬品の数は一〇〇〇種を優に超えるのですが、医薬品ごとに異なる酵素が代謝を担当するのかというと、そうではありません。では、同じ代謝酵素が複数のクスリを代謝できることは体にとってよいのかと言うと、必ずしもそうとは言えません。

たとえば、ある酵素が代謝できるクスリAとBを服用し、同時に肝臓に到達したとします。AとBの代謝される速度が同じ場合でも、単独で服用した場合より代謝は遅れます。もしBの代謝される速度が速い場合には、Aが肝臓に残ることになります。したがって、Aの副作用が現れる危険が出てくるのです。

複数のクスリを服用することはよくあります。このような場合、異なるクスリが影響し合って好ましくない作用（医薬品相互作用）が出ないよう、医薬品の安全性を確保するための研究が厳密に行われ、提供される情報も十分に精選されています。

飲み合わせの悪いクスリ

「春になって花粉症に悩まされているのでクスリを服用していたが、風邪をひいて熱が出てきたので熱を下げるクスリを買って飲んだ。熱は下がったが、まだ体調が悪い」といった経験はありませんか。これはクスリの「飲み合わせが悪い」のです。熱を下げるクスリを買うときに花粉症のクスリを飲んでいることを話して、医薬品相互作用に詳しい薬剤師に相談するべきだったのです。

薬剤師は医薬品相互作用の情報に精通し、処方された複数のクスリが相互作用する可能性があると判断した場合には、医師に照会して安全の確保に努めています。

「飲み合わせ」は、クスリだけではありません。クスリを飲むときには、食品との相互作用も考えて、食事や嗜好品にも注意を払う必要があります。よく知られている例ですが、クスリを服用するときにグレープフルーツジュースを飲んではいけない場合があります。グレープフルーツに含まれるフラノクマリンという成分は、小腸の細胞から吸収されます。細胞には、いろいろなクスリの分解に役割を果たす薬物代謝酵素が存在しますが、フラノクマリン類は、CYP3A4という薬物代謝酵素の働きを妨害（阻害）します。これによってクスリの代謝が進まずに、「投与量を上げすぎた」状態と同じことが起こります。

クスリを飲んでいるときにはコーヒーにも要注意です。コーヒーに含まれるカフェインが薬物代謝酵素を阻害するので、クスリの作用が強く出ることがあります。逆にクスリによってはカフェインの作用が強く出て、不整脈などが起こったり、血圧が上昇したりします。これは医薬品食品相互作用（食薬相互作用）と呼ばれます。他にも例がありますので不安があったら、医師や薬剤師に相談しましょう。

クスリはどのように排泄されるのか

クスリは本来体内には存在しない物質であることが多いので、異物となります。異物は病気が治れば体の外に排出する必要があります。服用したクスリは、肝臓を通って、構造が変えられることがよくあります（薬物代謝）が、この代謝によってクスリは体外に出やすくなります。たとえば、水（H-O-H）の一部である水酸基（-OH）が有機化合物に導入されると、一般に水に溶けやすくなり、尿に溶けて腎臓から体の外に出ます。

クスリのおもな排泄経路は尿や糞便です。体内に取り込まれたクスリは全身循環血流に入り、腎臓から尿へと排泄されます。この過程は、血液中の「老廃物」の排泄の過程と同様で、クスリも腎臓の糸球体ろ過によって腎臓を通る動脈から尿細管に排出されます。

糞便への排泄は大きく分けて二通りあります。一つは経口で体内に取り込んだクスリが、胃、小腸、大腸から吸収されずにそのまま糞便として排泄される場合、もう一つは肝臓から胆管を経由して胆汁に溶けたクスリが腸管に出される場合です。

静脈に注射されたクスリは全身に循環し、一部が肝臓で代謝されて胆汁中に入り、腸管に出て排泄されます。排泄されるには、一定以上の分子量（ヒトでは約五〇〇）と、ある程度の脂溶性が必要です。すべての薬物について言えるわけではないのですが、多くのクスリは薬物代謝酵素によって分子量が大きくなり排泄されやすくなります。

4　クスリの効能と作用

クスリには主作用と副作用がある

どんなクスリにも主作用と副作用があり、期待される作用を主作用、期待されない作用を副作用と言います。

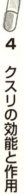

たとえば、花粉症の治療薬を服用すると、鼻水が止まったり、目のかゆみがなくなります。これは、花粉症（鼻水が出る、目がかゆくなる）の治療のための主作用です。服用後、のどが渇いたり眠くなったりして困ったことがあるでしょう。このような期待しない作用が副作用です。

ときにクスリの副作用が重大な病気につながることがあります。臓器移植の例で説明しましょう。臓器が移植された後、免疫系がその臓器を異物と認識して排除しないように、免疫を抑制するクスリが投与されます。しかし、このクスリを服用しているときは免疫を抑制する作用によって、細菌やウイルスなどに対する免疫力が低くなっているため、感染症に注意を払う必要があります。

クスリがガン細胞と正常細胞に同じ作用をした場合には、前者が主作用で、後者が副作用になります。抗ガン剤には細胞の増殖を阻害したり、細胞自体を殺す作用があります。ガン細胞は他の細胞に比べ多くの栄養を必要とし、成長速度が速く細胞分裂を繰り返すため、抗ガン剤が効果を発揮します。しかし、抗ガン剤は、細胞増殖の速い正常細胞、毛髪の細胞、消化管の上皮細胞、骨髄細胞などの増殖も抑制するため、脱毛、下痢、骨髄抑制といった副作用が発現します。このような副作用は患者を苦しめます。

薬物アレルギーも副作用の一つです。クスリをもらうときには必ず、「クスリを飲んで皮膚が赤くなったり、ただれた経験はありませんか。アレルギーはありませんか」という質問をされます。正直に答えて、医師や薬剤師の指示を仰ぐべきでしょう。

副作用のほかに「有害反応」という言葉を使うことがあります。ＷＨＯの定義によれば、「治療に使う量で起こる予期しない反応」のことで、中には理由がはっきりしないものもあります。極端な言い方ですが、副作用のないクスリはないと言っていいかもしれません。

漢方薬は副作用がないというのも正しいとは言えません。一般に漢方薬は薬効成分が精製されていないので、複数の成分の効果があり、それぞれの効果は強くないために、副作用が発現しにくいのです。

複数のクスリの服用によって副作用が出る例が、抗ガン剤でも報告されています。抗ガン剤フルオロウラシルと抗ウイルス薬ソリブジンとの併用により多くの死者が出たことは記憶に新しいでしょう。これは抗ウイルス薬によって抗ガン剤の代謝が阻害され、抗ガン剤の作用が強くなったためです。鎮痛剤と糖尿病薬を同時に服用した場合にも低血糖になる危険性が指摘されています。

副作用を避けるには

副作用をできるだけ抑えて、治療効果を発揮させるにはどうしたらいいでしょうか。抗ガン剤のように医師や薬剤師の指導のもとで使用されるものに関しては、副作用を抑制するために服用計画が立てられます。

薬局で手に入るクスリ（一般用医薬品）は、使用方法を守って服用する必要があります。経口剤の場合、決められた服用時間や服用量を守らなければいけません。また、添付されている文書に記載されている注意事項を無視してはいけません。食後に服用すべきクスリを空腹時に服用すると胃への障害が出る危険があります。飲み忘れたからと言って一度に二回分を服用するのはとんでもないことです。副作用が出る原因となります。

副作用は、誰にでも同じように発現するわけではありません。それぞれが抱えているさまざまな病気とも関わってくるので、常に注意を怠ってはいけません。

妊婦や授乳中の母親も注意が必要です。クスリは胎盤を介して胎児に、母乳を介して乳児に移行することがあります。これは間接的な副作用となります。

新薬開発の現場でも、副作用は重大な問題となります。大きな副作用が見つかると、クスリにならないこともあります。副作用を避けるために、候補のクスリに対してさまざまな試みがなされています。その一つとして、前章で述べたプロドラッグにする方法があります。候補になる化合物の構造を副作用の少ない構造に変え、患部で薬効のあるクスリに変えるのです。また、ＤＤＳの技術を駆使して、クスリを患部に集中させて副作用を発現しにくくすることも可能でしょう。

剤形によっても副作用の現れ方は変わります。たとえば、ガン患者の疼痛緩和に用いられるモルヒネの重大な副作用は呼吸の抑制ですので、モルヒネは患者の様子を見ながら使うことを基本としなければいけません。患者が使いたいと思うときに飲める経口薬は注射薬に比べて副作用が現れにくくなります。副作用を避けるために剤形を考慮することも大切です。

5　クスリの効き方の違い

同じクスリであっても、生物種や年齢、性などによって効き方に差が生じます。基本的に遺伝子ＤＮＡによる差があるのです。

生物種や年齢による違い

医薬品を開発する初期の段階で、候補になる化合物の効果（薬効）と毒性、安全性を確認する必要があります。代謝によって化学構造がどのように変化するか、薬物代謝酵素を阻害するのか誘導するのかなど、薬物動態に関する基礎的な研究も行われます。これらの研究には、マウス、ラット、ハムスター、ウサギ、イヌ、サルなどの実験動物が用いられます。

しかし、実験動物によって得られる結果には注意しなければなりません。実験動物には、ヒトではあまり問題にならない性による差があります。ラットでは、シトクロムＰ４５０という薬物代謝酵素の性差が有名です。また、雄ラットにしかない酵素、逆に雌のみにある酵素が知られています。

糖尿病の治療薬であるトルブタミドはヒトでは代謝されて、メチル基が水酸化されます。これは排泄されるので問題はありませんが、イヌでは脱アルキル化体になり、肝障害を起こします。クスリが薬物代謝酵素によって好ましくない化合物となる例です。

薬物代謝酵素には生物種による質的、量的な差があるのが常識になっています。したがって、ヒトの薬物代謝を実験動物から予測しただけでは、医薬品開発のデータには使えません。欧米では、肝臓の手術で得られた試料や、脳死者の肝臓を用いた薬物代謝の研究が行われています。日本ではまだ得られる試料は多くないのですが、同じように検討されています。その結果、ヒトの肝臓の薬物代謝酵素については、人種によって量的な差異があることを示す結果が集まっています。医薬品の開発が国際化していますが、欧米人のデータをもとに安全性について確認された医薬品を日本人に用いる場合、あるいは逆の場合も、注意を怠ってはいけません。

ヒトが小児期→青年期→成人期→高齢期と成長するにつれて、肝臓の薬物代謝酵素の働きがどのように変化していくかも、いろいろな酵素について調べられています。ヒトの肝臓をやたらに採取することはできないので、血中や尿中の濃度などクスリの薬物動態に関するデータをとり、代謝酵素の年齢差に関する分析を行っています。

一般に高齢期は肝臓の薬物代謝が青年期より低下します。代謝能力の低下が見られるのはシトクロムＰ４５０というタンパクが関与する代謝です。たとえば、喘息のクスリのテオフィリンは、おもに肝臓で代謝を受け排泄されます。この代謝能力は出生直後は低いのですが、小児期では成人期より高く、七〇歳以上では青年期の七〇パーセント程度まで低下します。このようなクスリは、高齢者の場合は体内にとどまりやすいと考えるべきでしょう。

遺伝子による違い

同年齢の間でも、薬物を代謝する酵素の働きは異なります。特定の薬物代謝酵素を持たない人もいて、同じ家系で遺伝子を調べると、同じ酵素を欠損している人が何人もいることがあります。

半世紀ほど前に、ある研究者が一卵性と二卵性の双生児でクスリの代謝を調べました。結果は、二卵性双生児では代謝能力がかなり異なっていましたが、一卵性双生児ではほとんど差が見られませんでした。

これらの例から、クスリの代謝能力は遺伝で決まっていることが推測されます。すべてが遺伝ではないのですが、クスリの代謝を考えるうえで、薬物代謝酵素の遺伝子は非常に重要です。

変異によって薬物代謝酵素の機能が失われる場合がありますし、異常なタンパクができることもあります。遺伝子は父方と母方から一つずつ、合計二つを継承するので、父母の両方から機能が失われる遺伝子を受け継いだ場合は、対応する酵素の働きがなくなります。

肝臓の薬物代謝酵素によって水に溶けやすい形に変えられたクスリが尿から排泄されますが、あるクスリを代謝する酵素が失われると、クスリが排泄されるまでの時間が非常に長くなります。このような場合にはクスリを飲みすぎたときと同じ副作用が起こる可能性があります。

二〇世紀後半になって、薬物代謝能力が低い人に副作用が現れることが明らかになり、一九九〇年代には、遺伝子のどの遺伝暗号の違いによって副作用が起こるかが次々に示されました。

これを受けて、遺伝子の違いを調べるための検査薬が開発され承認されました。副作用の原因のすべてが、遺伝子のわずかな違いによるものとは限りませんが、クスリを使う前に、あらかじめ知っておくことは重要です。同じ効果が期待できる別のクスリを用いるなどの対策ができるからです。

このように見てくると、同じ効能で、代謝する酵素が異なるクスリを開発することが重要であることが分かるでしょう。別の言い方をすれば、特定の疾病に効果があるクスリの種類を増やすことが、今後の医薬品開発の課題の一つと言えます。これによって、クスリによる治療の選択肢が増えるからです。

クスリが特定のタンパクに作用して効能を発揮している場合には、遺伝子の違いがクスリの効果に直接的な影響をおよぼします。詳しくは述べませんが、クスリが結合する部分の変化などによります。

遺伝子のわずかな違いを調べる

薬物代謝酵素の有無をどのように調べるのでしょうか。この酵素がもっとも多く存在するのは肝臓ですが、肝臓から細胞をとることはできないので、口の中の粘膜を綿棒でこすって少しの細胞を採取します。あるいは、血液を一滴取るだけでも、精度のよい検査が可能です。細胞あるいは血液からDNAを採取して、遺伝子のわずかな違いを調べれば、薬物代謝酵素の個人個人の違いを迅速に知ることができ、その患者にあったクスリを使った治療ができるのです。

DNAを構成する塩基はA、G、C、Tの四種類です。三つの塩基の組み合わせが一つのアミノ酸の暗号になりますが、ある薬物代謝酵素のDNAを一〇〇人分並べると、大多数はCであるところが、Tとなっていることがあります。

ごくわずかな違いが、アミノ酸の暗号を変え、薬物代謝酵素の機能に大きな変化をもたらすことになります。たとえば、「CGA」はアルギニンというアミノ酸の遺伝暗号ですが、「TGA」は終止コドンと言われる暗号です。つまり最初のCがTに置き換わると、タンパク作りはここで終わりになり、タンパクは機能しなくなります。

このようなわずかな遺伝子の違いをスニップ（SNP）と言います。英語ではSingle Nucleotide Polymorphismで、「一塩基多型」と訳されます。ヒトの遺伝子は約三〇億塩基対からできていますが、平均して約一〇〇〇塩基に一ヵ所の頻度で、人によって塩基が異なっていることが明らかになっています。ヒトの遺伝子DNAの全遺伝暗号が解読されている現代では、スニップを調べることが有効です。

個人別の薬物投与——テーラーメード医療

　テーラーメード医療という言葉を聞いたことはあるでしょうか。テーラーとは、英語でtailor、すなわち仕立屋のことです。最近は少なくなりましたが、昔は、身長、腕の長さ、胸囲など全身の寸法を測り、サイズに合わせてスーツ（背広）を作ることが一般的でした。

　ここからの連想で、患者の体質に合わせたクスリの投与や医療をテーラーメード薬物療法、広くテーラーメード医療と言います。理解しやすい造語だと思いませんか。英語圏ではpersonalized medicineと言われています。直訳すれば個人別医療ですが、個別化医療という言葉も使われています。テーラーメード医療のほうが分かりやすいですね。

　薬局などで一般用医薬品を買うと、一五歳未満は一錠、一五歳以上は二錠など、飲み方が指定されています。病院では、医師は疾病に加えて、年齢、性別、身長、体重などを考慮して、患者にもっとも適しているクスリを選択し処方しています。よく言われる「さじ加減」によって、医師は経験にもとづき、症状によりクスリとその量を加減してきました。一方で、半世紀以上も前から知られていたのは、同じ体重の人に同量のクスリを与えても、効き方が異なったり、副作用の現れ方が違うことでした。

すでに述べてきましたが、クスリは時間が経過すると体内から排泄されます。排泄量、あるいは代謝物の分析を行うと、排泄には大きな個人差があることが分かります。あるクスリを飲んだ後、一部は肝臓の薬物代謝酵素で形を変えられ、効果も副作用もない形となって排泄されます。多くの人では、一定時間以内にクスリの九五パーセント以上が効果も副作用もない形に変わりますが、その機能が非常に弱い人では副作用が強く出てしまう可能性があります。このような場合は、同じ作用を示す別のクスリに替えるか、服用量を少なくします。

前章でも述べましたが、肝臓の薬物代謝酵素の働きによって、初めて「効果のある形」に変えられるクスリ（プロドラッグ）もあります。薬物代謝酵素の働きが弱い人ではクスリの効き目が悪くなるので、その場合には別のクスリを使うことになります。

サプリメントとの関係

クスリを服用し、代謝を考えるうえでサプリメント（サプリ）も無視できません。サプリは米国で使われている食品区分の一つ dietary supplement「ダイエタリー・サプリメント」のことで、栄養を補助する「食品」、つまり栄養補助食品と言えるものです。健康増進を目的としますが、医薬品のように効能を示すことはできません。たとえば、抗ガン剤「タキソール」が発見されたセイヨウイチイ（*Taxus brevifolia*）の樹皮を含んでいても、このサプリがガンに効くとは言えません。含有量が少なく、セイヨウイチイの樹皮を常食にしても抗ガン作用は期待できません。いずれにしても、サプリが効能をうたうことは薬事法に違反します。

一般に、健康増進を目的とした食品は健康食品と言われ、法律の規制対象にはなっていません。一定の条件を満たした食品を「保健機能食品」と呼ぶことは認められています。保健機能食品は、国からの許可の必要性、食品の目的、機能の違いなどによって「特定保健用食品」と「栄養機能食品」の二つに分類されています。このどちらでもないものは「一般食品」です。

特定保健用食品は、生理的機能や特定の保健機能を示す有効性・安全性などに関して、国の審査を受けたうえで内閣総理大臣によって許可された食品です。栄養機能食品は、特定の栄養成分を含むとして国が定める基準に従い、栄養成分の機能を表示する食品を指します。

クスリとサプリを両方とる際に注意しておかなければならないことがあります。それはある種のサプリと医薬品を一緒に服用していると、医薬品の作用が減弱するなどの好ましくない結果が起こりうるからです。一例を挙げると、セントジョーンズワート（セイヨウオトギリソウ）というサプリに含まれるハイパーフォリンは、肝臓の薬物代謝酵素の量を増加させると言われています。そのため、分解されるクスリの量が多くなり、結果的に効果が下がります。ほんの一例ですが、このような情報は続々と蓄積されています。普段使っているサプリに注意を払って、クスリを飲むときには薬剤師に相談しましょう。

プラセボは有効か

ここまでおもに、クスリの効き方について述べてきましたが、最後に付け加えておきたいのはプラセボです。英語では placebo で、「偽薬」と訳されます。語源はラテン語で「喜ばせる」という意味です。

薬効成分を含んでいませんが、通常の医薬品と同様の形態（色、剤形など）をしていて、クスリを服用したという心理的効果によって、実際には発現するはずのない効果が出ることがあります。これをプラセボ効果と言います。頭痛をはじめとする痛みや悪心《おしん》、吐き気、下痢、不眠などにプラセボ効果が出ることが知られています。自分が信頼する医師から処方されたクスリはよく効くといった経験がそれです。ただ、プラセボ効果が出やすい人と出にくい人がいますし、この効果に疑問を呈する報告もあります。

一方、現在では別の目的でプラセボが使われます。新薬の開発過程で、候補となるクスリに対してヒトを対象とした臨床試験が行われます。まず、対象となる患者を二つのグループに分け、一つには候補薬物が、もう一つにはプラセボが処方されます。病状を回復させるクスリを服用した、という心理的効果やその他の生活習慣、食事などの影響を排除して候補のクスリの薬効だけで病態が改善したかどうかを判断するためです。二つのうちでどちらを投与されたか、被験者と医師には知らせていないので、二重盲検法と言われます。最近では倫理的な観点から、薬効を持たないプラセボではなく、既存薬が用いられる場合もあります。

Pharmaceutical Sciences

第9章

薬剤師とはどんな人

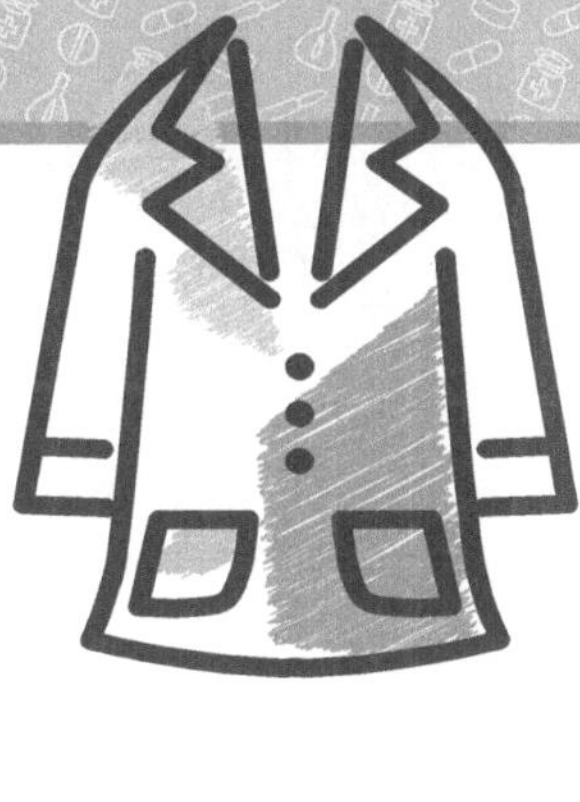

「クスリを知る旅」も終わりに近づきました。

ここまで、クスリの歴史から始まって、アスピリン、ペニシリン、サルファ剤などの開発、クスリの特性、環境や社会との関わり、クスリの代謝や投与方法まで、薬学の基礎と応用について述べてきました。

クスリを開発する研究者や製造現場で働く技術者はクスリを使う人たちの目には触れませんが、医療にとって欠くことのできない仕事をしています。

研究者や技術者とは違って、病気になったときに患者と接するのは薬剤師です。薬剤師は「クスリを手渡してくれる薬局の店員」と思っている人がいるかもしれませんが、そうではありません。現代の薬剤師は医療に関わっており、薬剤師でなければできない仕事がたくさんあります（表9―1）。

第9章と第10章では、クスリを調剤することを通じて患者と接することの多い薬剤師の仕事と、未来を目指す薬学と薬剤師の教育について見ていきます。それによって、薬局、病院、製薬企業で薬剤師がどのような仕事をし、医療にどのように関わり、どのような影響を与えているかを理解できるでしょう。

薬剤師の仕事	法律
処方せんによる調剤業務	薬剤師法第19条、第23条
薬局の管理者	薬事法第7条、第8条ほか
一般販売業の管理者	薬事法第28条
医薬品製造業の管理者	薬事法第17条
保険薬剤師	健康保険法第64条
学校薬剤師、健康管理及び指導	学校保健安全法第23条

表9－1　薬剤師の仕事と法律

1　薬剤師になるには

大学の薬学部を卒業し、薬剤師国家試験に合格すると、薬剤師の免許が交付されます。一〇年ほど前まで薬学部は他の理系学部と同じ四年制課程でした。卒業生は薬剤師としてすぐに薬局や病院に就職、あるいは大学院に進学し、国公私立の研究所や製薬工業、化学工業などでのクスリの開発、製造、販売などを行っています。中には新聞や雑誌の編集の仕事につく人もいます。

充実した薬剤師教育を目指して、臨床医療教育に重点を置いた薬学部の六年制課程が二〇〇六年から始まり、新しい制度のもとで最初の薬剤師が二〇一二年に誕生しました。卒業生は、国家試験に合格すると薬剤師の免許が取得できます。これから六年制課程を卒業した薬剤師が増えていくでしょう。

薬剤師には、「臨床検査のデータから、治療薬の処方と投与ができる」までの基礎知識と技能を持つことが期待されています。また、

取得できる資格		条件など
1	医薬部外品製造所の責任技術者、毒物劇物取扱責任者、食品衛生管理者（以上３件、無試験)、環境衛生指導員、食品衛生監視員、薬事監視員、労働衛生コンサルタント	薬学部卒でも取得可
2	麻薬管理者、麻薬取締官	薬剤師が取得可
3	第一種衛生管理者	薬剤師は無試験で免許

表９－２　薬剤師が取得できる資格

薬剤師は毒物劇物取扱責任者、食品衛生管理者など多くの資格を取得できます（表9―2)。

薬剤師法に示されているように、薬剤師の仕事は、調剤、医薬品の供給、薬事衛生などです（表9―1)。共通するキーワードは「クスリ」であり、薬剤師は医療現場のほかにも保健衛生、食品衛生、環境衛生などの幅広い分野で仕事をしています。また、クスリを安全に有効に利用するための情報、薬学的知識や技術を提供したりする仕事を通して、人々の健康的な生活を確保するための活動をしています。

もっとも多くの薬剤師が勤務しているのは薬局であり、次いで、病院・診療所、製薬企業、化学工業、行政、研究所などです。ガン専門薬剤師や感染症専門の薬剤師など、より専門的な分野で働く薬剤師もいます。医療薬学に重点を置いた六年制課程を卒業した薬剤師は、さらに専門性を身につけており、新しい視点を持った薬学の研究者も育っています。

それでは現在の薬剤師の仕事と働いている現場を見ていきましょう。

2　地域医療と薬局薬剤師

薬局における薬剤師の役割

私たちの住む地域の医療体制は、地域中核病院、医院・診療所、薬局、保健所・保健センター、老人保健施設、特別養護老人ホーム、訪問看護ステーションなどによって形成されています。国民が公平に医療を受けられることを目指した体制の中で、薬剤師はクスリの知識と技術を持った専門家として位置づけられます。

患者は健康保険法などにもとづいて発行された処方せんを持って薬局に行きます。薬剤師は処方せんを受け付け、内容を精査します（処方鑑査）。そこで、用量やクスリの間違いなど処方に疑問があれば医師に問い合わせます。疑義照会と言いますが、薬剤師にとって緊張を強いられる仕事です。

問題が解決したらクスリを調剤します。調剤は薬剤師法で決められた医療行為です。次に、薬剤師はクスリの適切な服用法と作用や飲み合わせなどをわかりやすく説明して患者に渡します。

その際、処方内容や患者の症状、アレルギーなどの特異体質の有無を薬歴として記録します。患者が「お薬手帳」を持っているとこれらの内容を手帳に残せるので、クスリの安全確認に役立ちます。

また、患者からのクスリについての疑問にも答えます。たとえば、なぜコップ一杯の水といっしょに飲むことが必要なのか、複数のクスリを利用する場合にはどのような注意が必要か、服薬中に食べてはいけない食品はあるか、健康食品やサプリメント、大衆薬や市販薬と呼ばれているOTC医薬品と併用してよいか、飲み忘れた場合はどうしたらよいか、副作用が現れた場合はどのように対処したらよいか、古くなったクスリはどのように捨てるのかなどです（服薬指導）。必要に応じて、薬剤師は患者を訪問してクスリを手渡すこともあります。クスリの効果や副作用をモニターしているのも薬剤師です。

クスリをもらいに誰でも気軽に入れる薬局ですが、ここは調剤を行う保険薬局に指定されています。また、調剤業務をしている薬剤師は、保険薬剤師として登録されています。

地域の健康を管理する

薬剤師は処方に従った調剤だけでなく、地域の健康管理のために活動しており、住民の健康上の相談にも応じています。

薬局では処方せんのいらないＯＴＣ医薬品も扱っていて、これを買いにきた人に薬剤師は症状を聞き効能を説明します。症状によって医師の診察を受けるよう勧めることもあります。

また、薬剤師は病気について基礎的な知識を持っており、血圧の知識、救急救命処置方法、介護方法など、日常の健康管理や災害時に必要な技術も修得しているので、気軽に相談できます。

高齢化が進む中、私たちは一人ひとりが健康維持に努めなければなりません。ＷＨＯはセルフメディケーション（self-medication：自分自身の健康に責任を持ち、軽度の身体の不調は自分で手当てすること）を提唱しています。クスリについて正しい知識を持ち、自分の健康を維持していくためには、ＯＴＣ医薬品や特定保健用食品および栄養機能食品を効果的に利用することが大切になりますが、このようなセルフメディケーションを支援することも、薬剤師の重要な地域活動の一つです。私たちは、気楽に相談できる「かかりつけ薬局」を決めておくことが大切でしょう。

学校保健安全法において、小・中・高校には、「学校薬剤師」を置かなければなりません。学校薬剤師はクスリの教育や校内環境、水道とプールの水質検査なども行い、地域の学校と関わりを持っています。さらに、薬物乱用防止、煙草やアルコールの害などを教える健康教育にも参加しています。

薬局薬剤師の仕事

ここで、広島市内の薬局に勤務する薬剤師の声を聞いてみましょう。岡山大学薬学部の卒業生で五〇代です。

私たちが大学生の頃、「ハサミが使えて、算数ができれば薬剤師の仕事はできる」などと言われていましたが、今は大違いです。処方せんの数は多いし、新薬、クスリの適用の拡大、ジェネリック薬品など、情報が増えており、ついていくのが大変です。これに加えて薬局実習の学生さんの指導もあります。刺激があってボケている暇がありません。

当薬局では薬剤師が一二名働いています。扱っている処方せんの数は一日で四〇〇から五〇〇ですが、在宅患者への調剤も増えており、忙しい毎日です。

処方せんの内容について医師に何らかの問い合わせ（疑義照会）をするのが五パーセント以上あります。一般には三パーセントと言われていますから、少し多いかもしれません。照会の内容は多様です。ひどいときは処方せんに書かれている字が読めないので、確認しています。それはさておき、具体的には、患者の希望による処方の変更、他の病院の処方との重複、クスリの規格の記入漏れ、不適切な用法などいろいろあります。

最近、「ヒヤリ」としたことがありました。小児の散剤の量が、かなり多めだったので医師に問い合わせると、クスリが間違っていました。別の例では、病院を退院した患者が、別の診療所で診察を受け、退院時に処方されていたクスリの情報を示さなかったので、危うくクスリを多量に渡すところでした。もし気がつかなかったらと思って、ヒヤリとしました。

この疑義照会のように、薬剤師の立場から、「患者の健康」に貢献していることを日々の仕事で実感でき、この仕事に魅力を感じています。患者さんとの関わりは一対一であり、駆け出しの薬剤師でも全責任を負うことになります。

薬剤師が本音を話してくれました。薬局での業務について理解できたでしょうか。緊張感があり、責任は重いのですが、すばらしい仕事だと思いませんか。

3　病院で働く薬剤師

病院や診療所の薬局、もしくは薬剤部に勤務する薬剤師は病院薬剤師と呼ばれています。病院薬剤師と聞いて、どんなイメージを浮かべますか？　内用・外用などのクスリを調合している姿

仕事	主な業務
調剤と製剤	患者が処方された医薬品の調合など
薬品管理業務	購入と管理・供給
薬務業務	薬事委員会、麻薬の管理業務など
薬品情報管理	情報の収集、整理、提供
医薬品試験業務	医薬品の品質試験・安全試験
薬物治療の適正化	血中濃度の測定・解析
服薬指導	患者へのクスリの情報提供
臨床試験・治験	治験薬の管理業務
チーム医療への参画	感染制御、ガン化学療法など
医療安全管理	医療事故、医療過誤などの回避
その他、医療安全推進室員、リスクマネジャーなど	

表9－3　病院薬剤師の仕事

や、窓口で患者に説明をしながらクスリを渡しているところでしょうか。これらは業務のごく一部です。病院薬剤師はもっとたくさんの仕事をしています。

病院薬剤師の仕事

病院での薬剤師の仕事は、調剤、製剤、薬品と情報の管理、医薬品試験、服薬指導など多項目にわたります（表9―3）。主な業務について紹介しましょう。

薬剤師の仕事として、すぐに思いつくのが調剤です。これは薬局と同じです。調剤には、処方せんの検討（処方鑑査）、クスリの取り揃え、秤量《ひょうりょう》、混合、調剤したクスリの検査、使用方法や使用上の注意などの説明（服薬指導）など一連の流れがあります。疾患の治療に必要なクスリがすべて市販されているわけではないので、市販されていない注射剤、坐剤、点眼剤などを病院で独自に調製しています。小規模な製薬工場のような仕事ですが、これを製剤と言います。

また、医薬品の購入、クスリの効果や副作用など情報の収集、麻薬の管理業務、医薬品が本来持っている有効性と安全性の確認、それを保障するための医薬品の品質試験、薬物治療の適正化を目的とした血中の薬物濃度の測定・解析を行っています。

さらに、国（厚生労働省）から医薬品の承認をもらうための、クスリの安全性・有効性を証明する「臨床試験」（治験）にも関与します。これは創薬の最終段階です。薬剤部では治験薬の管理業務、治験コーディネーターや治験事務局としての仕事もしています。

薬剤師のチーム医療への参画も大切な業務になっています（表9－4）。現在の医療現場では感染制御、栄養サポート、ガン化学療法、緩和ケアなど、多くの場面で医療関係者が参画し、専門性を発揮するチーム医療（ガン、感染、栄養、緩和、糖尿病など）が行われており、そこに薬剤師も参加しています。医療事故のうち、医薬品が原因となっているケースが高い比率を占めていると言われています。病院の医薬品安全管理責任者、医療安全推進室員、リスクマネジャーなど病院全体の安全に関与するのも大切な仕事です。

このように、病院薬剤師は実に多くの仕事を受け持っています。

仕事	主な業務
感染対策	感染症の発生・拡大の防止 院内感染の防止 適切な抗生物質の使用と投与計画
抗ガン剤治療	調製と投与計画、副作用の監視
緩和ケア	生活の改善と苦痛の緩和 薬物治療の支援
栄養管理	栄養関連製剤の管理、栄養状態の評価
褥瘡《じょくそう》(床ずれ)対策	薬剤の選択、創傷被覆材の選択 消毒剤の使用と細菌感染対策

表9－4　チーム医療における薬剤師の仕事

チーム医療における薬剤師の役割

チーム医療とは、医師、薬剤師、看護師、栄養士、臨床心理士、ソーシャルワーカーなどが調和のとれた連携によって患者に対応していく体制です。このような医療が必要になった要因として医療が高度化・多様化してきたことが挙げられます。

チーム医療における薬剤師の役割は、クスリを使う医療（薬物療法）の支援です。クスリの情報の提供や調剤、クスリの効果や副作用の評価、投与計画などに関与しています。

代表的なチーム医療としては、感染対策、抗ガン剤治療などたくさんあります（表9－4）。たとえば、感染対策チームは、感染症の発生を把握して、感染の拡大を防ぐとともに院内感染の予防に努めています。そこで薬剤師は適切な消毒薬や抗生物質を選択します。また、抗ガン剤治療では、薬剤師は抗ガン剤を調製し、安全に使用するための投与計画や副作用の発現などを監視し、副作用を低減するための処方を医師に提案しています。

日本病院薬剤師会では抗ガン剤の治療、感染の制御、精神科の薬物療法、妊婦・授乳期の薬物療法、ＨＩＶ感染症治療の薬物療法などの領域における専門薬剤師を認定しています。また、専門性を持つ資格の例として、漢方薬・生薬認定薬剤師、小児薬物療法認定薬剤師、栄養サポートチーム専門療法士、日本糖尿病療養指導士などがあります。

二〇〇六年度から始まった六年制課程では、医療に重点を置いた教育が行われています。この制度では五ヵ月間にわたって、病院と薬局で実際の業務をすることが卒業要件となります。この「実務実習」は、薬学部の教員と薬局や病院の薬剤師が共同で行うカリキュラムです。効果的に実施するために、日本薬剤師研修センターでは実習を担当する「実務実習指導薬剤師」を養成・認定し、教員経験のない薬剤師に「教育とは何か、どうあるべきか」を理解してもらうことに貢献しています。

高度化し変革する医療、めまぐるしく変わる医療行政など、医療を取り巻く環境は絶えず変化するので、薬剤師はこれに備えて勉強を続けています。日本薬剤師研修センター、日本薬剤師会、日本病院薬剤師会、日本薬学会、日本医療薬学会などが、薬剤師の生涯学習を支援しています。

病院薬剤師の経験談

ここで、病院で働いている薬剤師に、仕事の内容や職場の感想を聞いてみましょう。

●Aさん…私の仕事は医師や看護師とのチーム医療の実践です。まずは、服用しているクスリの確認、患者の状態を把握するためにカルテや看護記録、検査データなどを検討します。その情報をもとに医師や看護師と打ち合わせをし、患者さんにはクスリの説明（服薬指導）をし、副作用のチェックをしています。服薬指導から得られた情報は医師や看護師と共有します。そのほかに、症例検討会や病棟回診にも参加しています。私たちは病棟でも仕事をしているのです。

●Bさん…私が薬剤師をやっていてよかったと思ったのは、服薬指導を通して、患者さんの信頼を得られた瞬間でした。患者さんの話を聞くことも、薬剤師には必要であると痛感しました。医師や看護師には「忙しそう」、「迷惑かも」と思って話しかけにくいようですが、薬剤師には気楽に話をしてくれる場合が多いと思います。専門家として、クスリの効果や副作用などの説明はもちろん、いかにわかりやすい言葉で伝え、患者さんに安心してもらえるか、考えて仕事をしていきたいと思っています。

この話を聞いて、一人の研究者を思い出しました。彼女は博士号を取得する直前でしたが、「患者さんに接して声が聞けるところで働きたい」という言葉を残して、研究室を辞め病院に就職しました。研究者の立場からは残念でしたが、人の求めるところは多様です。

●Cさん…大学を卒業し、もっと薬学を学びたいと思った私は大学院に進みました。大学院ではヒトの遺伝子の個人的な違いを見いだし、クスリの効果や副作用にどのように影響をおよぼすかを明らかにする研究をしました。遺伝子を調べ、患者さんに合ったクスリと投与量を決めることができれば、副作用も少なく、患者さんにとって有益であると考えました。

大学院を修了して、私は病院の薬剤部に就職し、血液中のクスリを追跡する仕事をしています。また、血中濃度と患者さんの状態を考えて、担当の医師にクスリの投与プランを提言しています。

三人はさまざまな仕事をしており、忙しい毎日のようですが、薬剤師として医療に関わることに生き甲斐を感じていることが伝わってきます。

4 製薬企業と医療現場をつなぐ薬剤師

クスリを育てる（育薬）という仕事

製薬企業は、医薬品を開発し医療の現場に医薬品を提供しています。さらに、医薬品が正しく安全に使用されるように、医師や薬剤師などに医薬品に関わる情報を提供しています。また、現場からの医薬品の有効性や、安全性に関わる情報を解析し、よりよい医薬品にするための情報を医療の現場に提供していくことも製薬企業の大切な使命です。

製薬企業が優れたクスリを提供しても、期待した効果が十分に現れなかったり、思いも寄らない副作用が起こることがあります。そのため、新しいクスリが世に出るまでには、有効性と安全性の確認のために研究が行われます。

クスリが市販された後は、開発時の臨床研究の過程で行われる症例に比べるとはるかに多くの患者に使用されることになるので、クスリの作用の個人差、薬物代謝、クスリの組み合わせなど開発中には認められなかった問題や副作用が見つかることがあります。このとき製薬会社の担当者は医療現場からクスリの情報を収集し、的確に対処し、医療現場に再び知らせます。このような現場と企業の努力が、クスリの有効性や安全性を高めていくことになり、また、医薬品の改良、新しい価値の発見や新たなクスリの開発につながります。

薬剤師は、医療現場と製薬企業間の情報の橋渡し役を積極的に行っています。この情報の交換は、何千、何万とも言われる候補物質の中から晴れて世に出たクスリを大切に育てて行くこと（育薬）になります。育薬とは、医薬品に関する問題点を見いだし、なぜその問題が起こるのか、どう対処したらよいのかを明らかにし、クスリを育てていくことです。この言葉は最近広く使われるようになりました。大切なクスリを患者、医療関係者、製薬企業、行政が一緒に育て、さらに有効性と安全性の高いクスリに成長させていくことが必要とされているのです。

医薬情報担当者という仕事

製薬企業と医療現場を結び付ける専門職として医薬情報担当者（Medical Representative：MR）がいます。古くはプロパーと呼ばれていました。医薬情報担当者とは、医薬品等の製造販売後に、「医薬品の適正な使用に資するために、医療関係者を訪問すること等により安全管理情報を収集し、提供することを主な業務として行う者」とされています。やさしく言うと、医薬品を適正に使用するための情報を提供し、収集する仕事をしています。

医薬情報担当者になるには、入社した製薬企業で導入教育を受け、受験資格を得た後に、MR

認定センターが実施するＭＲ認定試験に合格しなければいけません。薬剤師はＭＲ認定試験の一部が免除されています。

Pharmaceutical Sciences

第10章

薬学は どのように学ぶのか

第2章と第3章で述べたように、クスリは植物や天然物という自然の恵みから始まりました。クスリを開発する研究者の仕事や執念は創薬を目指す科学となり、現在も感染症や長寿社会の病気と闘っています。クスリの投与方法、薬物代謝、体内での動き、副作用の研究などクスリに関するさまざまな学問が薬学の一分野であり、薬学はクスリを通して私たちの生活に深く関わっています。

「クスリを知る旅」の最後に、クスリを支えている薬学という学問を振り返りながら、薬学はどのように学ぶのか、薬学部と薬学教育について見ていきましょう。

1 薬学教育の理念

前章で述べたように、薬学の幅広い分野を学んだ人たちは、研究者、技術者、薬剤師となって、創薬から患者と接する業務まで、さまざまな仕事に関わっています。薬学は、医薬品を創造、開発、生産し、医療現場における患者と疾病に関わる学問です。クスリと作用、医療効果を熟知し、毒物や環境汚染物質、健康食品、食品添加物、化粧品など、私たちの生命と健康に関わるすべての物質と現象を対象とする総合的な生命科学です。少し堅苦しい言い方になりましたが、物質と医療に重点を置いた科学と言ってもよいでしょう。

一〇年前、筆者が若い教授と一緒に新しい六年制の薬学部を設置し、軌道に乗せようと模索していたとき、薬学教育の専門家を自称される先生に薬学教育のあり方について、講演してもらいました。

先生は講演の結論として、「授業料を負担している両親が求めているのは学問ではなく、薬剤師という免許だから、研究はしないで、教員は教育に徹するべきです。よい大学を作りたいのなら、研究はやめるべきです」と言われました。この発言をどう考えればよいのでしょうか。

新しい制度では、薬学部の六年制課程を卒業して国家試験に合格すると薬剤師免許が交付されます。これをもって薬剤師としての仕事が始められます。しかし、薬学部は免許の取得を目指す、予備校や職業訓練学校ではないのです。

研究者が教育に関わっているのが大学です。したがって、講義や実習にも研究が反映していま す。疑問を見つけ、どのように解決していくか。大学はこれをじっくりと学ぶところです。はっきりと目に見えるもの、すぐに役立つものにだけ価値を見いだすことを教える、そのようなところは大学ではありません。

大学の講義と実習を通して学んでほしいのは、「疑問を持ち、解決に向けたアプローチを考えて、新しい発見をする喜び」です。これは薬学にとどまらず、理工系の教育の基本です。

大学によって表現は違いますが、どこの薬学部のカリキュラムにも、「問題を発見し、解決する能力を身につける教育をする」という内容が記されています。「疑問を持ち、解決に努力する能力を養成する」と言ったほうがよいかもしれません。これが、医療に貢献する人材を養成することにつながります。身近なところでは、副作用や食品と薬品の相互作用なども、薬剤師となったときの「疑問」につながるかもしれません。薬学は、免許を取得したら終わりではないのです。

実際に、薬学部には薬剤師免許を取得することを前提にしていない四年制課程があります。ここでは広く薬学の知識と方法を学び、早くから研究や生産の現場に立てるような人材の育成を目指しています。

2 四年制の薬学教育課程

薬学を目指している学生の中からは、「現在でも四年制の薬学教育課程があるのでしょうか」という質問が出るかもしれません。薬学部には四年制と六年制の二つの教育課程があります（図10―1）。

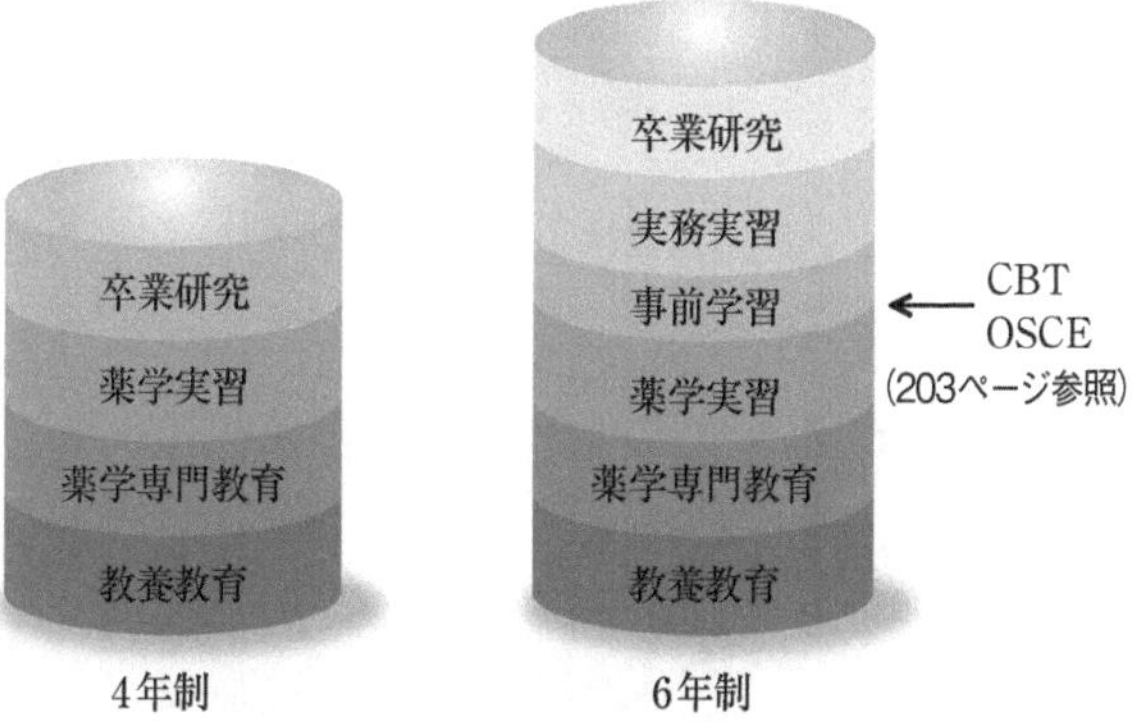

図10－1　4年制と6年制の教育課程

四年制課程は、国公立大学を中心に設置されています。「幅広い薬学の知識を持つ、基礎薬学と創薬の研究者を育成する」ことを目標としています。日本で独自に発展した薬学の研究・教育機関として、優れた研究者を輩出してきた薬学部の伝統を受け継ぐものです。

国公立大学では薬学部の定員の五〇～九〇パーセントが四年制で、私立大学でも薬学部の定員の一〇～二〇パーセントを使って、四年制の教育課程を設けているところがあります。入学した時点から二つの課程に分かれている大学と、三年生あるいは四年生になった時点で、四年制と六年制のいずれかを選択する大学もあります。

四年制課程の多くは薬科学科と名付けられていますが、創薬化学科、創薬科学類、生命創薬科学科、生命薬科学科、健康生命薬科学科など、生命と創薬を前面に出した名称にしている大学もあります。研究や教育の内容は大学の理念によっても異なりますが、目指す方向は同じです。

いずれの大学でも一年から一年半は教養科目や準備科目になっており、二年次後半からは有機化学、生化学、構造生物学（物理化学）、薬理学、生理学、免疫学、細胞生物学などの薬学の専門科目を学び、対応する実習（実験）をするカリキュラムとなっています。三年次までは四年制課程と六年制課程はほとんど同じです。

四年次からは、自分の興味を考えて、研究を始めたいと思う研究室で卒業論文実習を始めます。最新の国際的な論文を読み、研究を追体験し、批判するなどセミナー形式の教育もあります。従来の薬学教育のよいところを踏襲した教育課程となっています。早い時期から薬学研究の第一線に参加できる、これが四年制課程の最大の利点です。四年制課程の卒業生の薬剤師免許取得については今後の配慮が必要でしょう。

以前から、薬学部では卒業後に大学院に進学する人が多く、学位を取得した後に、製薬企業や化学企業、研究所、大学などの研究教育機関、保健衛生や環境に関わる行政機関に勤務します。新しい制度になってからも、四年制課程には人気があり、卒業生がたくさん大学院に進学しています。薬学研究にとって、すばらしいことではないでしょうか。

日本の薬学部や大学院薬学研究科では、有機化学や生物学の広い分野で国際的な成果が発表されています。論文はあまりにもたくさんあるので、ここで紹介はできませんが、いずれもデータベースで検索ができます。

さらに薬学のみならず、医学、理学、工学などの広い分野で研究と教育に携わっている薬学出身者がたくさんいます。一つだけ例を挙げれば、二〇〇八年にノーベル化学賞を受賞した下村脩《おさむ》（長崎大学出身、ボストン大学）によるクラゲ緑色蛍光タンパク（ＧＦＰ）の発見です。発見は一九六〇年代ですが、後にこのタンパクの遺伝子がとられ、細胞内の分子を可視化する方法が開発され、細胞生物学に大きく貢献しています。

3　六年制の教育課程における薬剤師教育

六年制課程は、おもに薬学科と呼ばれています。期待されているのは、高度化した医療に参加する質の高い薬剤師の養成です。そのために、基礎科学と専門科目を基盤とした教育と研究、加えて薬剤師としての専門教育が行われます。

コアカリキュラムで学ぶこと

私たちは、どの薬剤師も正確な知識と能力を持っていると期待しています。しかし、何をどのように教えるか、何を研究するかは各大学が独自の理念にもとづいて決めていくことであり、他の機関が口を出すものではないので、薬剤師としての知識や技能、さらに能力や態度が出身大学によって違っているのが現状でした。

そこで、薬剤師としての資質を保証するのが、六年制課程として共通のカリキュラムに従った教育と国家試験です。このカリキュラムは「薬学教育モデル・コアカリキュラム」と呼ばれており、六年制課程の教育内容のガイドラインとして日本薬学会が提示したものです。コアカリキュラムと略称されますが、これによって二〇〇六年から六年制課程が始まりました。二〇一五年度からは、カリキュラムは改訂されています。

コアカリキュラムには、薬学として学ぶべき項目、薬剤師として身につけるべき項目がたくさん書かれています。それぞれの項目で、講義を聞いたり、実習（実験）をしたことによって、「〇〇ができるようになる」という到達目標が書かれています。この言葉から分かるように、求められている到達目標は、知識の取得だけではありません。

たとえば、「細胞の構造と機能」のところでは、「エンドサイトーシスとエキソサイトーシスに

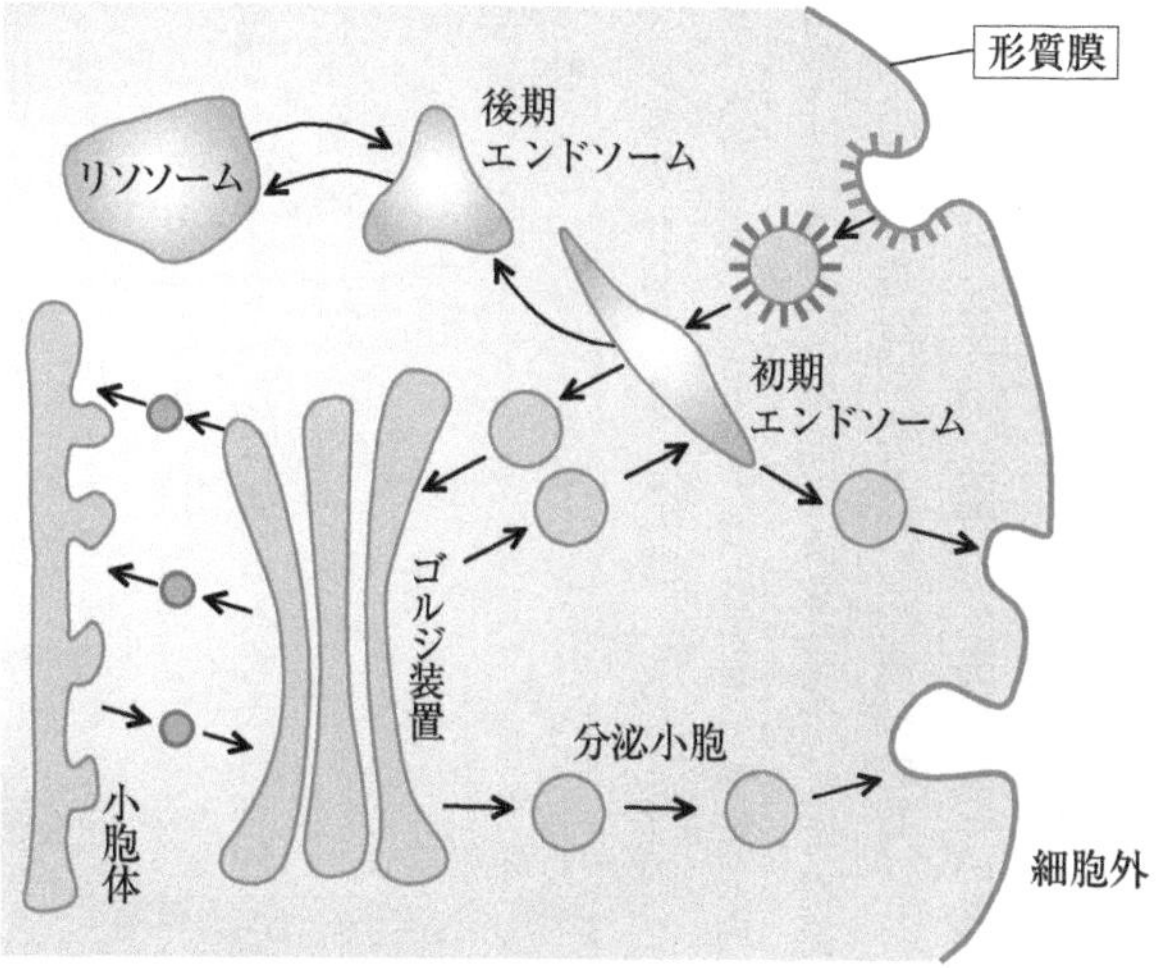

図10－2　エンドサイトーシスとエキソサイトーシス

ついて説明できる」という項目があります。書かれているのはこれだけですから、教授は自らの見識と学問の進歩に従いながら、学生の興味も考えて講義をし、実験や実習の指導をしています。

エンドサイトーシスは外からきた物質を膜の中に入れて、細胞内に取り込んで処理するメカニズムです。エキソサイトーシスは、細胞が作ったタンパクなどを膜の内部に入れて細胞内を運び外へ出す機構です（図10―2）。これは、神経伝達物質の放出、ホルモンや消化酵素の分泌、ウイルスや細菌の取り込みなど、細胞にとってもっとも重要なメカニズムの一つです。薬剤師としても身につけるべき知識であり、生化学、分子生物学、細胞生物学、薬理学などで扱います。したがって、それぞれの講義で触れたものを自分でまとめて、知識として説明できることが求められています。

コアカリキュラムに提示されているのは、教育内容の七〇パーセントですので、残りの三〇パーセントは各大学で個性ある教育が行われています。もう少し具体的にカリキュラムを見ていきましょう。

早期の専門教育に工夫

多くの大学で、学問としての薬学を理解し、自分の位置付けができるように、一年次から専門への導入科目が工夫されました。例を挙げると、医療における社会・行動科学、クスリ六百選を学ぶ、病態生理学、人間と宗教、薬学入門、薬学概論、細胞生物学入門、薬理学入門などの科目です。また、「職業と人生」として、医師や歯科医師や薬剤師、薬事行政官、製薬企業の社員、大学の研究者などが分担した職業教育から始めている大学もあります。

導入科目として、実習も工夫されています。病院や調剤薬局、製薬会社の見学、調剤の基礎実習、神経診察、医療用モデルを使った超音波診断や採血、バイタルサイン、自動体外式除細動器（AED）の操作などの経験は、学生にとって得がたいものでしょう。

このような導入教育によってモチベーションを高め、二年次以降の専門教育に円滑に入れるように配慮されています。二年次には、有機化学、物理化学など基礎学力を確立し、三年次になると、物理化学、有機化学、天然物化学、微生物学、生化学、衛生化学、創剤学、薬理学、薬物代謝学、遺伝子工学など、薬学の専門科目を修得します。同時に講義に対応して、実際に手を動かして実験し、理解を深めます。ここまでは四年制課程とほぼ同じ内容ですが、六年制課程では四年次から、医療に関連した講義、取得した知識に対応した実験や実習が始まります。

共用試験を受ける

六年制課程では五年次に保険薬局や病院で実習をしますが、このためには共用試験に合格しなければなりません。四年次の一二月から一月には薬学共用試験センターが実施する共用試験を受けることになります。

共用試験は「知識および問題解決能力を評価する客観試験（ＣＢＴ）」と「技能と態度を評価する客観的臨床能力試験（ＯＳＣＥ）」の二つに分けられています。難しい試験ではありません。真面目に勉強していれば、特別な準備をしなくても八〇〜九〇パーセントは正解できるような内容です。

CBT（Computer-Based Testing）はコンピュータを用いた試験で、すべての薬科大学と薬学部の教員が分担して問題を作り、薬学共用試験センターが採点します。OSCE（Objective Structured Clinical Examination）は実地試験あるいはシミュレーションテストに相当し、基本的な臨床技能や態度を修得していることを確認します。地域で働く薬剤師も評価に参加し、客観的な試験となっています。薬剤師をコミュニティが育てる体制と言ってよいでしょう。この二つの試験に合格すると、五年次から病院と保険薬局で薬剤師と薬学部の教員の指導のもと、五ヵ月間の実務実習（臨床実習）が始まります。

コミュニケーション能力を身につける

人と接する職業である薬剤師には、基本的な資質としてのコミュニケーション能力が求められます。情報を適切に収集し、他の職種の同僚や患者に有益な情報を提供しなければなりません。そこで、チーム医療に参加するためにも必要な能力として、相手の立場や心理状態、文化や習慣などを考えて人に接することを学びます。実際に、医療とコミュニケーション、パーソナリティ心理学などの講義があります。

しかし、講義に代表されるような受け身の教育だけでは、コミュニケーション能力は得られません。そこで、模擬患者との医療面接の実習やセミナー形式の専門教育が重視されます。さらに、問題発見・解決能力の醸成のためにグループディスカッションや研究発表などが頻繁に行われます。

病院と薬局における実務実習

六年制課程では病院と薬局における実務実習が必修です。薬局の実務を体験する実習と、病院の薬剤部における臨床実習があります。

病院の実習では、「病院薬剤師の業務と責任を理解し、チーム医療に参画できるようになるために、調剤および製剤、服薬指導などの薬剤師業務に関する基本的な知識、技能、態度を修得する」ことが目標です。医師、薬剤師、看護師などの全面的な協力を得て、充実した実習内容になっています。

この実習では、たくさんの到達目標と評価する項目が提示されています。いくつか例を挙げます。

・処方せんの記載事項（医薬品名、分量、用法・用量）が整っているか確認できる。
・自己注射が承認されている代表的な医薬品を調剤し、その取り扱い方を説明できる。
・医薬品の品質に影響を与える因子と保存条件を説明できる。

これらが「できる」ようになるために、学生は目的に向かって忙しい実習をこなすことになります。

薬局実習は、「薬局の社会的な役割と責任を理解し、地域医療に参画できるようになるために、保険調剤、医薬品などの供給・管理、情報提供、健康相談、医療機関や地域との関わりについての基本的な知識、技能、態度を修得する」と定義されています。

たくさんの到達目標と評価項目のうち、いくつかの例を示しましょう。

・処方内容から得られる患者情報を的確に把握できる。
・疑義照会の仕方を身につける。
・患者が指示通りに医薬品を使用するように適切な指導ができる。

いずれの項目も、教室や実験室に座って聞く講義や実習ではなく、現場で「できる」、「身につける」ことが求められます。大変な実習ですが、薬剤師の仕事をするうえで基本となるでしょう。この制度が始まって、数年になります。実際に指導している教員に聞いてみました。

実務実習を経験して、一人ひとりが薬剤師の仕事を理解できるようになります。この実習が終わると、やる気が出てくる学生や成績が伸びる学生がたくさんいます。就職先の話も、積極的にするようになりました。

一方で、「親切に教えてもらうのが当然」と思っている学生、「学生は自分と同じ意識や姿勢を持つのが当たり前」と思っている薬剤師、このような両者の意識のずれを感じることがありました。このずれを埋めるのが大学の教員だと思っています。しかし、長い実習の間に基礎や専門の知識を忘れてしまう学生もいて、その対策も必要です。

この新しい制度がさらに効果を上げるためには、病院や薬局の薬剤師と大学の教員の努力が必要でしょう。

実務実習が終わり再び大学へ

実務実習が終わると大学に戻り、再び講義と実習です。この実習は卒業研究や特別実習などと呼ばれており、薬学分野の研究をします。期間は一年ほどであまり長くないのですが、研究に参加することによって、自分で問題を見つけ解決していく能力を身につけることを目指しています。すでに述べましたが、薬剤師として欠くことのできない能力です。研究成果がまとまると、国内あるいは国際学会で報告したり、国際的な学術誌に論文を発表することもあります。

資格	配慮
作業環境測定士	国家試験の全科目を免除
公害防止管理者	資格認定管理者講習に配慮
環境計量士	実務経験があると認定

表10－1　薬剤師に特別の配慮が払われる資格

また、講義や演習を履修し薬剤師に必要な知識を整理することになります。セルフメディケーションに適切な対応をする、処方せんが適正であるかどうかを判断する、副作用を判断するなどの演習や講義も行われます。六年間で学んだ知識と技術を総復習して卒業し、国家試験合格を目指します。

いよいよ社会へ

薬学部を卒業すると、クスリや衛生関連の資格が得られます。ほとんどの卒業生は薬剤師国家試験を受験することになります。合格して薬剤師免許を取得して、病院、薬局や製薬企業などに就職しています。薬剤師は毒物劇物取扱責任者、食品衛生管理者など多くの資格を取得できます（表9—2）。薬剤師には特別の配慮が払われる資格取得もあります（表10—1）。

ここでもう一度、薬剤師でなければできない業務を見てみましょう。業務は薬事法に決められた調剤、保険薬局の管理など大きく六つに分けられます（表9—1）。病院での仕事もたくさんあります（表9—3）。

新しい制度のもとで薬剤師が社会に出て数年になりました。研究心あふれる薬剤師として、保険薬局、病院薬剤部などの医療現場や製薬・化学企業で活躍している卒業生、大学院の博士課程（四年間）に進学して研究者を目指す学生もいます。新しいタイプの薬学の研究者や薬剤師が育つことが期待されます。

薬学部の教育について述べてきましたが、優れた研究者や薬剤師を養成しようという大学の意気込みを感じたでしょうか。「新しい教育を経てきた研究者や薬剤師は頼りになりそうだ」「薬学をもっと勉強したい」。そんな感想を持っていただけたとしたら、「クスリを知る旅」は成功と言えるでしょう。

あとがき

何世代にもわたって使われているクスリ、幸運な発見から得られたクスリ、いずれも何億、あるいは、何十億の人を癒してきました。創薬のすばらしさとその威力を実感されたと思います。一つ一つのクスリの知識だけではなく、薬学という学問の概念や、新しい考え方を理解できたでしょうか。「クスリを知る旅」を通して、薬剤師の仕事、薬学の教育にも理解を深め、薬学とクスリ、そして薬学の研究者や薬剤師を身近に感じていただけたと思います。さらに興味を持たれた方は、各分野の専門書を読む次の旅に出てみませんか。薬学がさらに大きく開花するところを見てください。

私は大阪大学を定年後、品川区の微生物化学研究センター（現：微生物化学研究所）に特別研究室を作り、研究三昧の生活を送っていました。ところが、思いがけなく、新しい薬学部を作るのに役割を果たすことになりました。多くの教員と六年制課程の学部を完成させるため、薬学の研究・教育の原点からの手探りでした。同時に、薬学という学問のすばらしさを実感しました。

本書の執筆を企画したのは、六年制課程が歩み出した頃です。しかし、新しい学部の制度設計と学事、加えて震災があり、なかなかはかどりませんでした。提案から六年以上かかってしまいましたが、どうにか形になりました。

執筆には、多くの専門家の協力をいただきながら一冊の本にまとめました。前田正知・阪大名誉教授（分子生物学）には第1章と第3章を中心に全体について、北川隆之・岩手医大教授（細胞生物学）には第1章と第10章を中心に御協力をいただきました。中西真弓・岩手医大教授と闕谷瑞樹・岩手医大助教には本書全体について貴重な意見をいただきました。

倉田祥一朗・東北大教授、和田戈虹・同志社女子大教授、堅田利明・東大教授、田部信重・大阪薬大理事からは資料をいただき、ご意見をうかがいました。ご協力いただいた多くの方々に、心から感謝しております。

最後になってしまいましたが、本書の脱稿を辛抱強く待って、編集の労をとっていただいた、講談社の小澤久部長、そして飯田全子氏に深謝します。部長の支援なしには本書は完成しませんでした。

執筆に協力いただいた方々は以下の通りです。

高橋勝雄（薬剤学）　第1章3、第4章4、第4章5

藤井勲（天然物化学）　第2章1（古代中国――薬草の書物が著される）、第2章2（正倉院で保存されてきた生薬／日本の漢方医学の確立）

林 宏明（生薬学）　第2章2（慢性疾患や副作用軽減に）

畠中稔（有機化学）　第3章3（もう一度、アスピリン――有機化学の観点から／有機化学による創薬／スクリーニングで新薬が生まれる／デザインして創薬）

中山貢一（薬理学）　第3章3（ジェネリック医薬品の登場）、第3章4（猛毒ボツリヌス毒素は美容に）

西郡秀夫（薬剤治療学）　第5章2（インフルエンザワクチンを作る）、第9章2（薬局における薬剤師の役割）

立川英一（薬理学）　第5章2（インフルエンザのクスリ）、第5章3（ピロリ菌を退治する）、第6章3、第6章4、第9章2（地域の健康を管理する）

駒野宏人（神経化学）　第6章1、第6章6

那谷耕司（糖尿病学）　第6章2

上原至雅（ガン化学療法）　第6章5

佐塚泰之（製剤学）　第7章

小澤正吾（薬物代謝と動態）第８章
宮手義和（薬剤学）第９章３（病院薬剤師の仕事）
工藤賢三（薬剤学）第９章３（チーム医療における薬剤師の役割）、第９章４

二〇一五年　夏

二井將光

参考文献

梶田昭著『医学の歴史』講談社学術文庫、二〇〇三年
ヒポクラテス著、小川政恭訳『古い医術について　他八篇』岩波文庫、一九六三年
渡辺廣昭著、鈴木昭義監修『まんが 漢方の第一歩』南江堂、二〇〇七年
酒井シヅ著『病が語る日本史』講談社学術文庫、二〇〇八年
日本薬学会編『薬学生・薬剤師のための知っておきたい生薬一〇〇』東京化学同人
二井將光著『生物学と薬学の狭間に　エイム ケアフリー プリーズ』学会出版センター、二〇一一年
宮木高明著『薬』岩波新書、一九五七年
梅沢浜夫著『抗生物質の話』岩波新書、一九六二年
V. R. Potter 著『BIOETHICS Bridge to the Future』Prentice Hall、一九七一年
A. Albert 著『Selective Toxicity：With Special Reference to Chemotherapy』Methuen、一九五一年
アドリアン・アルバート著、石田・井坂・秋野共訳『選択毒性：特に化学療法に関して』三共出

版、一九五六年
エドワード・ウィルソン著、大貫昌子・牧野俊一訳『生命の多様性（上・下）』岩波現代文庫、二〇〇四年
春日雅人編『生活習慣病がわかる　糖尿病・動脈硬化をはじめとする各疾患の分子機構と発症のメカニズム』羊土社、二〇〇五年
春日雅人編『糖尿病学イラストレイテッド　発症機序・病態と治療薬の作用機序』羊土社、二〇一二年
井出利憲・檜山英三・檜山桂子著『がんとテロメア・テロメラーゼ』南山堂、一九九九年
井原康夫・荒井啓行著『アルツハイマー病にならない！』朝日選書、二〇〇七年
薬学系人材養成の在り方に関する検討会「薬学教育モデル・コアカリキュラム（平成二五年度改訂版）」日本薬学会、二〇一三年

さくいん

N.D.C.499　222p　18cm

ブルーバックス　B-1931

薬学教室《やくがくきょうしつ》へようこそ
いのちを守るクスリを知る旅

2015年8月20日　第1刷発行
2024年8月5日　第5刷発行

編著者　二井《ふたい》將光《まさみつ》
発行者　森田浩章
発行所　株式会社講談社
〒112-8001 東京都文京区音羽2-12-21
電話　出版　03-5395-3524
販売　03-5395-4415
業務　03-5395-3615
印刷所　（本文表紙印刷）株式会社ＫＰＳプロダクツ
（カバー印刷）信毎書籍印刷株式会社
本文データ制作　長谷川義行（ツクリモ・デザイン）
製本所　株式会社ＫＰＳプロダクツ

定価はカバーに表示してあります。

ISBN978-4-06-257931-5

発刊のことば

科学をあなたのポケットに

二十世紀最大の特色は、それが科学時代であるということです。科学は日に日に進歩を続け、止まるところを知りません。ひと昔前の夢物語もどんどん現実化しており、今やわれわれの生活のすべてが、科学によってゆり動かされているといっても過言ではないでしょう。

そのような背景を考えれば、学者や学生はもちろん、産業人も、セールスマンも、ジャーナリストも、家庭の主婦も、みんなが科学を知らなければ、時代の流れに逆らうことになるでしょう。

ブルーバックス発刊の意義と必然性はそこにあります。このシリーズは、読む人に科学的に物を考える習慣と、科学的に物を見る目を養っていただくことを最大の目標にしています。そのためには、単に原理や法則の解説に終始するのではなくて、政治や経済など、社会科学や人文科学にも関連させて、広い視野から問題を追究していきます。科学はむずかしいという先入観を改める表現と構成、それも類書にないブルーバックスの特色であると信じます。

一九六三年九月　野間省一